精神疾患口述实录系列丛书

听见
抑郁的声音

汪作为
李 川 ·主编

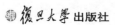 **復旦大學** 出版社

图书在版编目(CIP)数据

听见抑郁的声音/汪作为,李川主编. --上海:
复旦大学出版社,2024.11.(2025.1重印)--(精神疾
患口述实录系列丛书). -- ISBN 978-7-309-17664-3

Ⅰ. R749.4-49

中国国家版本馆 CIP 数据核字第 2024642XE6 号

听见抑郁的声音

汪作为　李　川　主编

责任编辑/贺　琦

复旦大学出版社有限公司出版发行

上海市国权路 579 号　邮编:200433

网址:fupnet@ fudanpress. com　http://www.fudanpress.com

门市零售: 86-21-65102580　团体订购: 86-21-65104505

出版部电话: 86-21-65642845

常熟市华顺印刷有限公司

开本 890 毫米×1240 毫米　1/32　印张 10.375　字数 250 千字

2024 年 11 月第 1 版

2025 年 1 月第 1 版第 2 次印刷

ISBN 978-7-309-17664-3/R · 2127

定价: 58.00 元

编委会

本书是上海市卫生健康系统重点学科建设(编号:2024ZDXK0013)及
上海市医学重点专科建设(编号:ZK2019A06)的阶段性成果

推荐序一

　　《听见抑郁的声音》这本书更多聚焦于抑郁症亲历者的生命历程和亲身感受，为我们提供了理解抑郁症宝贵且生动的视角。

　　众多抑郁症亲历者坦诚地分享了他们与疾病斗争的曲折历程，有挣扎、痛苦，也有治愈、成长，每一篇都蕴含着对抗抑郁的勇气与坚韧。在抑郁症严重影响人类健康的境况中，他们的亲历"故事"，为众多个体、家庭驱散阴霾、走出困境，可供借鉴。

　　我强烈推荐此书给所有对心理健康感兴趣的人士，不仅可以增进我们对抑郁症的全面认识，也为精神科医生及心理健康工作者提供了宝贵的案例参考。

　　愿本书能触动彼此心灵，让我们在理解与支持的道路上携手前行。

上海交通大学医学院附属瑞金医院精神医学科/情感障碍中心主任

2024 年 7 月

推荐序二

在针对"他者"的想象、恐慌,乃至一厢情愿的田野凝视之外,作为研究者最首要的使命是"看见"和"听见"。那些在心中久久挣扎的,不仅是"病人",也是父母、孩子,也是你,是我。本书审慎且忠实地记录了患者的际遇,从个体的纠缠到时代的症候,克制的笔触呈现体面的真诚。我们看到的只是"人之常情"——无人是孤独的岛屿,"他们"所经历的,可能也是我们作为"常人"所面对的,也是我们所需关爱和照护之人会遭遇的。细致地观察,耐心地倾听,共情才能在理解和体悟的基础做出体现出医学人文精神的研究。

复旦大学人类学民族学研究所所长

2024 年 7 月

推荐序三

　　本书是迄今为止让大众能够更深入理解抑郁症的重要作品之一。难能可贵的是,这是一群精神卫生领域的专业人士——精神科医生、医务社会工作者等通力协作的成果。在书中,"精神医疗话语"和"抽象数据"被尽可能摒除了,在倡导"以患者为中心"的理念之下,抑郁症的神秘面纱褪了下来,难能可贵的真实声音呈现了出来。通过20位亲历者各自诉说如何直面抑郁、与抑郁抗争以及与抑郁共处的独特生命历程,极大丰富了我们对抑郁症的理解。

杨锃

上海大学社会学院党委书记、教授

2024 年 7 月

前　言

抑郁症不仅是医学问题,也是社会结构、文化因素、经济压力和个体经历相互作用的结果。当前,随着现代社会快速变迁,个体面临着前所未有的压力和挑战。家庭冲突、学习与职业压力及人际关系紧张、社会支持系统削弱等问题,都在无形中增加了抑郁症的患病风险。然而,公众对于这一疾病的认知,仍存在许多误区和不足。

本书并非传统的医学科普作品,它不以冰冷的医学术语和研究数据来定义抑郁症,而是强调疾病的公共性和个体性。我们没有将抑郁症患者视为疾病的受害者,而是将他们视为有力量、有希望、有改变动机并付诸行动的个体。

我们访谈了 20 位抑郁症亲历者,通过分享他们的成长历程、了解他们的生活环境,为读者呈现疾病的多维度面貌。这 20 位亲历者勇敢地敞开心扉,分享了自己的挣扎、痛苦、希望和康复之路。这些故事充满了曲折和困难,但同样也饱含着勇气和力量。

此外,书中还包含医学专家的一些分析和建议,为读者提供了更全面的视角。

我们希望通过本书,让抑郁症亲历者的声音被听见,让那些在黑暗中挣扎的灵魂被理解和支持。同时,我们也希望那些正在与抑郁症作斗争的人们,能从这些故事中汲取更多的希望和力量。

　　每个人的人生旅程都是独特的,我们都经历着不同的挑战,但我们始终不会放弃寻找希望。愿本书能够成为我们心灵的慰藉,陪伴我们不断前行。

2024 年 6 月于上海

目　录

被家庭和工作双重摧残的年轻人

亲历者简介

性　　别: 男

出生年份: 1980 年

身　　份: 企业高管(病假中)

婚姻状况: 已婚

病　　程: 2 年

确诊年份: 2021 年

访谈日期: 2023 年 9 月 19 日

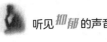
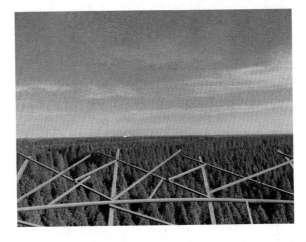

（蔚蓝的天空中寻找属于我的藏身之处。眼里的蓝色却是灰色，被无尽的灰色吞噬。我在何处？笼中……）

导读：

祸不单行，福无双至。家庭的变故和事业的中道崩殂在梅守慧如日中天的命运中纷至沓来，单薄的生命被踩得稀碎。随之，一个叫"抑郁"的不速之客，悄然来临。

夏日午后的烈焰已经褪去，但热浪依然在路面翻腾，连日的高温让路旁的梧桐树炸开了一层又一层皮，疾驰而过的车轮碾过，使得躺在柏油路上的树皮接连发出"吱吱"惨烈的呼喊声——它们从此"壮烈牺牲"。我想，此刻静躺在地面上的树皮盔甲战士们是落寞的，但落寞也从来都不孤独，和它们一样落寞的还有梅守慧，一个被家庭和工作双重摧残的年轻人。

沿着同心路，梅守慧低头、垂手，踏过一块又一块干枯树皮的遗骸，拖着沉重的脚步，三点钟准时踏进了我的办公室。关于梅守慧的一切，在见面前，我浑然不知，唯一知道的是他正经历着抑郁的折磨和身心的痛苦。梅守慧和我年纪相仿，40多岁，看起来清瘦，上身套着一件宽松的短袖衬衫，下身被塞在一个肥厚褶皱的浅蓝色牛仔裤里，脚上的白色板鞋已经发黄，唯有鼻梁上架着的金丝眼镜，能让人依然打量出他的一丝精英气质。

精英，当然有很多的衡量标准，在上海这样国际化的都市里，能被称为精英，属实得有两把刷子。但在我心目中，梅守慧确实能够得着——日企高管、年薪百万。

我跟梅守慧挥手打了个招呼，他很有风范地跟我鞠躬握手，简短寒暄之后，我们坐定，开始探寻他的抑郁人生之旅。

穷人的孩子早当家

梅守慧是土生土长的上海人，与他相比，我作为一名乡土青年，自幼对于"大上海"总是有着无尽的遐想与向往，对于生活在这里的人自然也是"高看一眼"。但守慧说他的生活条件从小并不优渥，三口之家在石库门的"老破小"里蜷缩了几十年，面对落寞和凋敝的家境，小小的守慧内心就种下了奋发图强的种子，期望通过自己的努力，改变家庭的现状。但高中之前的岁月里，他学习成绩平平，面对枯燥的生活和死气沉沉的家庭，几度想过放弃。

"高三，是个转折点，我像个觉醒的战士，内心一股不甘平庸的火焰开始熊熊燃烧，把全部的精力全力以赴地投入学习中。"好在命运从来不负有准备的人，他如愿考入了一所本地211高校。

穷人的孩子早当家,步入大学后,他并没有自我懈怠,而是四年如一日般刻苦努力,他不仅以优异的成绩顺利完成了本科学业,更是在学术的道路上继续前行,攻读硕士学位。

"读研期间,我对质量工程领域产生了浓厚的兴趣,视为人生瑰宝,并对此开始了近乎疯狂的探索。"在兴趣和压力的双重驱使下,他投入了两年的时间攻克下质量工程师的证书,这不仅是对自己能力的证明,更是对未来职业道路的坚定选择。同时,他还挑战自己去学习口语,在一个培训机构坚持参加了两年的日语培训,这为他后来步入职场奠定了坚实的基础。

28岁那年,守慧的生活迎来了新的篇章。他与青梅竹马的初恋女友携手步入了婚姻殿堂,不久,迎来了爱情的结晶。孩子的出生,让30岁的守慧感到了新的责任和动力,他决定将全部的热情投入事业中。

"跳槽,这个决定成为我职业生涯的一个关键转折点,在新公司,我从一个最基层的员工做起,但心中有着不屈的斗志和对未来的憧憬。"

岁月如梭,转眼间,守慧在这家公司已经工作了12个春秋。从一个默默无闻的基层员工,成为公司不可或缺的中坚力量,努力和坚持得到了同事们的认可和尊重。聊到此处时,他神采飞扬,滔滔不绝,我似乎忘记了坐在我面前的这位年轻人是一位抑郁症患者。

"在这家公司,我以一种极度执着的态度投入工作,决心不被周围的同事所超越,内心充满了对成功的渴望。"这驱使他每一到两年就攀登一个新的职业阶梯,不断提升自己的职位等级。努力没有白费,守慧不仅频繁获得部门的优秀员工奖,还赢得了同事们的广泛认可。在他的眼中,工作就像一场游戏,一级一级地击败挑战,迈向更高的职位,管理更庞大的团队,为公司创造更辉煌的成就。梅守慧坚信,"这些都是我应尽的职责"。

然而，职场并非只有光鲜亮丽的一面。人性的复杂，勾心斗角、尔虞我诈就像躲在黑暗处的蟑螂，总会在你最舒适的时候出来恶心一下。但"不信邪"是梅守慧的人生信条，他始终坚守自己的原则，不为外界的干扰所动摇，他坚信，"做对的事情，就应该坚持到底，"他这样说也这样做，他的正直和坚持赢得了周围人的尊重，甚至他的人品在同事中传为佳话。

家庭巨变：父亲砸了我的家，也砸碎了我的心

2022年，在守慧人生的旅途中，成为一个难以忘怀的年份。"那一年，父母离婚，父亲顺便砸了我的家。"离婚的原因是父亲沉迷于赌博，无法自拔，沉重的债务，让他难以翻身，卖掉房子是最便捷的方法。

"更令人震惊的是，他不仅为自己还债，还帮助同样沉迷赌博的弟弟一起还债。这一切都是在母亲毫不知情的情况下发生的，直到有一天，有人上门要求收回房子，母亲才从对方手中的房产证得知真相。母亲被迫离开，无家可归，我义无反顾地将母亲接到自己家中。"

离婚后不久，父亲竟然上门要求赡养，索要70万的赡养费。面对这样的无理要求，梅守慧坚定地回应父亲"会依法行事"，愤怒和失望溢于言表。

"他声称只要拿到这笔钱，将永远不再出现在家门口。"面对这样无理的要求，守慧断然拒绝。

终于，这场争执在升级中演变成了暴力冲突。在一次激烈的争吵中，父亲冲向儿子家中，把能砸的物品全部砸坏，像个疯子一样，甚至对梅守慧和他的母亲动了手。当时，守慧的妻子、岳母、孩子和母亲都在家中，五人被迫面对这场突如其来的灾难，在混乱中，母亲拨打了报

警电话,寻求警方的帮助。

在那个充满紧张与不安的夜晚,守慧的儿子蜷缩在房间的一角,试图躲避外界的喧嚣与危险。警察的及时赶到,为这场混乱带来了一丝秩序,守慧和父亲被带到了派出所,经过一番询问后,梅守慧在凌晨4点被释放,而父亲则在一个小时后得以离开。

然而,这场风波并未就此平息。梅父在凌晨5点被释放后,竟然再次来到儿子的家,继续破坏家中的物品。在这种无法预测的暴力面前,他们不得不再次报警,接下来的几天,家中的气氛如同过山车一般,时而紧张,时而平静。守慧和妻子都无法正常上班,全家人只能在家中守候,以防父亲再次出现。

终于,父亲停止了这种无休止的骚扰。父亲找来了自己的亲哥哥,试图凭借这位地位显赫的亲哥哥逼迫自己的儿子屈服。面对这位"父亲哥哥"威胁的话语——他不愿意称之为"伯父",梅守慧坚持自己的立场,坚定地表示,"我不会照顾他,如果他坚持要求赡养,就法庭上见吧。"

梅守慧的母亲在这场家庭纷争中感到疲惫不堪,不希望生活再被这样无休止的争吵所困扰。于是,她做出了一个艰难的决定——租了一套房子给父亲居住,希望这样能够平息事态。从那以后,父亲再也没有出现在梅守慧的生活中,这场纠纷也随之画上了句号。

这场家庭危机虽然暂时得到了解决,但给每个人的心灵都留下了深刻的印记。梅守慧的生活逐渐恢复了平静,但那段日子的记忆,如同一道难以愈合的伤痕,永远刻在了他的心中。

在这场家庭风波之后,守慧更加珍视与家人的每一刻相处。守慧、妻子、孩子、母亲和岳母,五个人在同一屋檐下,编织出了一幅和谐美满的家庭画卷。他们之间相互扶持,共同面对生活的风风雨雨,使得这个家成为心灵的避风港。

梅守慧的童年记忆中,有一个模糊却深刻的画面:小小的梅守慧,手里端着一碗温热的饭,站在派出所的门口,眼巴巴地等待着父亲的身影。那时的梅守慧,还不足以理解成人世界的复杂,只是单纯地知道,父亲因为某些梅守慧所不知的原因被关押起来。梅守慧和母亲一起,在那里守候,直到父亲的身影终于出现在门口、重获自由的那一刻,梅守慧的心中充满了复杂的情感。

岁月流转,当梅守慧渐渐长大,十二三岁的梅守慧翻出了父亲的秘密。

"在一次偶然的机会中,在家中的某个角落发现了一本尘封的'劳改手册'。那本册子的封面已经泛黄,页边微微卷起,仿佛承载着沉重的过去。好奇心驱使我翻开了它,而册子中的内容让我意识到,父亲曾经的赌博行为可能并非偶然,而是有着更深层的历史原因。"梅守慧带着疑问和不安找到了母亲,而母亲在沉默了片刻后,终于向梅守慧揭露了那段不为人知的往事。

经历了父亲对家庭的扫荡,梅守慧愈发意识到,男人应当是家庭的顶梁柱,除此之外,更是推动事业前行的引擎。他深知,为了给家人一个稳定的生活,为了实现个人的职业抱负,自己必须不懈努力,不断超越。

职场滑铁卢:我被抑郁击穿

当 2020 年的钟声渐行渐远,公司决定迈出战略性的一步——将部分零部件的生产从日本转移到中国,以降低生产成本,提高利润空间。

"公司安排我来操作这件事,我对众多供应商进行了细致地考察和评估,不仅关注价格,更重视质量与服务,力求在每一个细节上都做到尽善尽美。"经过一番深入的市场调研和严格的筛选,他选定了一家表现出色的中国工厂作为合作伙伴。这家工厂不仅在生产能力上符合要求,更在合作态度和服务上展现出极高的水准。经过一系列的报告会和审批流程,这家工厂顺利地融入了公司的供应链体系,开始为公司提供高质量的产品。

在守慧与国内供应商的合作历程中,供应商们曾试图以一种行业内心照不宣的方式表达对梅守慧的"感激"。在一次单独前往工厂的行程中,供应商们趁机递给梅守慧一个装有 2 万元现金的信封,试图在四下无人之时将这份"心意"塞入梅守慧的车窗。然而,梅守慧并未被这份突如其来的"礼物"所动摇。在车辆启动的那一刻,梅守慧果断地将那 2 万元现金从车窗中抛出,坚定地表明了自己的立场和拒绝。随着车轮的转动,梅守慧驶离了现场,留下了那些目瞪口呆的供应商,同时也坚守了自己作为专业人士的职业底线。

在这三年的合作期间,梅守慧凭借自己的勤奋和才干,成功开发了一系列新的供应商和产品线,为公司带来了显著的业绩增长。正是这些成就,使他的职业生涯迎来了飞跃,从一名经理晋升为部长,达到了一个新的职业高峰。然而,就在梅守慧事业如日中天之时,一场突如其来的风暴悄然逼近。

"去年 8 月的一个平凡日子,一位集团内部的工厂员工突然'跳出来',带着一纸诉状将我推上了风口浪尖。这位员工向总公司提出了指控,声称我涉嫌收受供应商的回扣,从事不正当交易。"更令人震惊的是,该员工还提供了所谓的"铁证",声称有供应商为梅守慧购买了房产,房产证上赫然写着梅守慧的名字。

这一指控如同一道闪电,划破了梅守慧职业生涯的平静天空。面对这突如其来的危机,梅守慧必须全力以赴,不仅要澄清事实、洗清自己的冤屈,更要捍卫自己多年来辛勤建立的职业声誉。

"当时是我职业上升期的关键时刻,我的诚信和职业操守受到了前所未有的考验。"

在这场突如其来的指控风暴中,梅守慧如同一座孤峰,坚定不移地否认了所有关于收受回扣的指控。

"公司法务部门如同猎犬般对这个案件进行了深入而密集的调查,他们无孔不入,无论是在公开场合还是私下里,都在不遗余力地挖掘每一个可能的线索。"梅守慧被调查得心绪不宁,工作变得难以集中精神。

随着时间的流逝,10月中旬到来,法务部门的高层管理人员开始对梅守慧进行连续三天的密集审讯。

"每天早上,他们都会出现在我的办公室,将我带到一个封闭的会议室,进行长达数小时的谈话,试图说服我承认那些'莫须有'的事实。法务们摆出了所谓的房产证、付款记录等所谓的证据,坚称已经掌握了铁证。"然而,梅守慧如同一块磐石,始终坚守自己的立场,从未有过一丝的动摇。

到了第三天,梅守慧终于忍无可忍,情绪如同压抑已久的火山一般爆发。

梅守慧愤怒地质问法务部门,"为何要我证明自己没有做过的事情,这种逻辑是何等荒谬!"梅守慧的声音中充满了委屈和愤怒,他无法理解,感到了前所未有的不公。

法务部门的一次暗示让梅守慧得知举报他的正是集团内部工厂的一位同事——工作上的伙伴,私下里的挚友。他们之间的关系一直非常融洽,互相支持,无话不谈。

为了揭开真相的面纱,梅守慧私下进行了一番调查。梅守慧发现,自从他接手这个产品以来,已经有五六年的时间,他一直以为,作为生产部门的负责人,这位同事应该理解梅守慧寻找更低成本产品的努力。

"然而,我的想法太过天真,我的决策无意中触动了这位同事的利益,这或许就是被举报的真正原因。"

在这场职场风波的漩涡中,梅守慧深刻感受到了人性的复杂多变和金钱对人心的诱惑力。

"我曾深信不疑与那位同事间的友谊,但当金钱的诱惑摆在面前时,这份友谊却如同薄纸一般轻易被撕裂。"自8月至11月,公司法务部门不断地向梅守慧暗示,声称掌握了所谓的证据,尽管这些证据从未真正摆在梅守慧面前,但这些无形的指控已经对梅守慧的身心造成了难以言喻的折磨。

更令梅守慧愤慨的是,公司法务部门竟然侵犯到他妻子的工作。

"他们打电话到她所在的金融公司,询问她的收入情况。我爱人在金融系统工作,处在国家严格监管的视线之下,任何金融问题都可能导致严重的后果。金融行业的保密原则如同铁律,员工的财务信息是绝不可能对外透露的。"公司法务部门的这一行为,无疑是对梅守慧妻子职业生活的无理骚扰,给她的职业生涯投下了一道阴影。

"他们甚至公然到妻子的工作单位宣称,她的丈夫正在接受调查,怀疑存在受贿行为,因此也需要对她进行调查。"尽管妻子的公司坚决拒绝了这种无理的要求,但这样的事件无疑给她的职业生涯带来了负面影响。

三个多月过去了,调查依旧无果,随之而来的是双方的冲突愈演愈烈。

"我的抗议和愤怒都石沉大海。他们不断地折磨我,试图将无辜的事情描绘成有罪。"梅守慧感到自己的心灵几乎崩溃,为什么自己这样一个光明磊落的人,一心为了工作和家庭的人,会被如此对待。

"我没有出卖自己的良心,没有收取任何不正当的金钱,却遭受着所有人的质疑和误解。"情绪终于达到了高潮,他低声呜咽。

"同事们如何看待这件事情?"

"都有,公司的同事们,甚至是素不相识的人,都向我传达了支持和信任。就在昨天,还有一位同事发消息过来,告诉我无论公司最终如何定论,她都会相信我的清白。"这些温暖的信息如同冬日里的一缕阳光,给了梅守慧在这场风暴中坚持下去的力量。

在为公司服务的十几载春秋中,梅守慧如同一位不知疲倦的守护者,始终坚守在自己的岗位上,默默奉献。每逢春节临近,当外地的同事们纷纷收拾行囊,踏上返乡的旅程时,梅守慧总是选择留在公司,成为最后一个熄灭办公室灯光的人。

晋升为部长之后,梅守慧的工作负担愈发沉重。他的日程表总是排得密密麻麻,从早到晚,连周末也不得空闲。

"我几乎将所有的时间和精力都倾注在了工作上,以至于老婆都开始担忧我的身体和精神状况,但她从未有过任何抱怨,始终支持着我的工作。"

然而,一场突如其来的风波将梅守慧从事业的巅峰推向了深渊。一场无中生有的指控让他感到迷茫和无助,梅守慧不明白为何人们会如此轻易地质疑他的诚信。

"这种经历对你意味着什么?"

"意味着我对人失去了信心,让我对人际关系产生了深深的戒备,我不再愿意轻易地与人交往。"对于那些未经安排的交流,守慧会保持警惕。

在公司无休止的约谈中,梅守慧感到了精神上的重压,如同无形的枷链缠绕着他的每一次呼吸。

"暂时放下一切,给自己一个喘息的机会。"梅守慧在上司的劝说下终于选择了停下脚步,但那停下来的生活并没有如梅守慧所愿带来片刻的宁静。

夜幕降临,梅守慧躺在床上,却无法入眠。那些困扰他的问题如同幽灵般在夜深人静时缠绕着思绪,而噩梦更是频繁造访,让他疲惫不堪。为了寻找一丝生活的常态,梅守慧开始尝试调整自己的生活节奏。妻子提议,既然现在有了更多的时间,不如每天早晚接送她上下班。于是,他开始每天下午四点钟出发,穿过熙熙攘攘的人群,去迎接妻子下班。

然而,有一次,当梅守慧独自一人坐在地铁车厢中,四周虽然人声鼎沸,他却感到一种难以言喻的孤独。

"仿佛我被整个世界遗忘。在那一刻,泪水不受控制地涌出,我在地铁上无声地哭泣,那泪水并非源于悲伤,而是一种深不可测的压抑和无助。"那一次的经历,如同一道刻在梅守慧心中的伤痕,难以忘怀。"我通常只在感到极大的委屈或不公时才会流泪,但那天的泪水却如此自然地滑落,仿佛心灵深处的呐喊。"梅守慧甚至没有意识到自己为何而哭,他的内心充满了迷茫和痛苦,但在妻子面前,他依然努力保持着坚强的表情。

在经历了一系列的误解和挫折后,"愚蠢的人类,都是很愚蠢的"这句话成了他与外界隔绝的屏障,让梅守慧不愿与周围的人产生任何交流。

"失望,心中充满了对这个世界的失望和不满。有时候,即使是家中的猫,我也觉得它的行为有些傻气。"但在这片冷漠的心境中,仍有一束温暖的光——妻子。在梅守慧眼中,她是唯一值得敬仰和崇拜的人,她的一切都是美好的。

公司遵守着规定,无法辞退梅守慧,但也无法提供与往日相同的薪酬。每月五千元的基本工资,对于曾经习惯于高收入的他来说,无疑是杯水车薪。

"内心充满了自卑和无力感,觉得自己仿佛一夜之间失去了价值,不再是那个能够为家庭提供庇护的大树。"

妻子,成为家中的经济支柱,默默承担起了养家糊口的重任。看着妻子的辛勤付出,他心中的愧疚与日俱增。在这段艰难的时光里,梅守慧开始反思自己的生活和价值观。

"我慢慢意识到,一个人的尊严和价值,并不仅仅取决于能赚多少钱,而是如何面对逆境,如何与家人共同渡过难关。"梅守慧决定不再沉溺于自卑和自责之中,而是要找到新的方式贡献家庭,重拾自己的价值和尊严。梅守慧开始参与家务,照顾孩子,用自己的方式支持这个家。

梅守慧站在面试的房间里,心跳如鼓,手心冒汗。这份焦虑,无疑是梅守慧对工作的渴望和对未来的不确定。尽管他身处病假期,但梅守慧始终认为自己仍能胜任工作。去年 12 月,守慧曾试图重返职场,却发现现实远比自己想象的要复杂。

梦境,是近期频繁出现的新篇章。最近发生了一件令梅守慧感到极度不安的事情。

"就在上个礼拜的深夜,凌晨两点的时候我突然惊醒,那一刻,我感觉自己仿佛被死神的阴影笼罩,心脏和内脏仿佛被一股无形的力量紧紧搅动,让我感到难以言喻的痛苦。"在这种极端的不适中,想起了毛医生曾经给他开的安眠药。

然而,药物的副作用让他的记忆变得模糊不清。

"发现自己难以记住最近发生的事情,即使是前一天的事情也会在第二天忘得一干二净。陈医生建议进行心理治疗,于是我们约定了一次会面。"为了不忘记这次重要的约定,他把时间、地点和联系人的详细信息写在纸上,放在自己的房间里,每天都不厌其烦地去看,一遍又一遍地提醒自己。

即使如此,梅守慧还是感到不安。

"就在昨天早上出门前,我还在犹豫会面是九点、十点还是十点半。不得不一次又一次地查看那张纸条,嘴里不停地重复着'10:30,10:30,10:30',以此确保自己不会忘记。"这种对记忆的依赖让梅守慧感到痛苦和沮丧。

梅守慧在忙碌的职场生涯中,曾是一位不知疲倦的工作狂,因此与孩子的交流格外稀少。然而,随着生活节奏的改变,开始有了更多与孩子相处的时间。

"每天接送孩子上下学,成为我日常生活中的一部分。在这段共处的时光里,孩子开始向我敞开心扉,分享在学校的所学所感,以及自己的一些小感悟。"随着时间的推移,梅守慧与孩子之间的关系变得越来越亲密,远超过了孩子幼年时期。这份亲情的升温,让他感到无比的欣慰。"每当孩子向我倾诉,我的心中都充满了温暖,仿佛所有的疲惫和烦恼都烟消云散。"

面对抑郁症可能带来的不可预知的后果,梅守慧的妻子始终如一地守护在他身边。她用爱和关怀,为他筑起了一道坚实的防线。

"在这段艰难的岁月里,妻子不仅是我生活中的伴侣,更是精神的支柱。她的坚定和不离不弃,让我看到了希望的曙光,为了妻子,为了共同的未来,我必须坚强,必须与抑郁症作斗争,直到找到光明的出口。"

光明何时再来?

"认真服药!"梅守慧听从了医生的建议。

但随之而来是药物带来的巨大副作用让他一度想要放弃。

"刚开始是恶心,好在坚持服用两周后,恶心的症状确实消失了。但新的药物又让我感到动作反应变得迟钝,甚至有些笨拙。"梅守慧在药物的帮助下与抑郁症做着斗争,同时也在努力适应药物带来的各种身体变化。

情况逐渐好转,夜深人静,家中其他成员都已进入梦乡。守慧夫妇站在宽敞的厨房里,享受着属于两人的宁静时刻。"烧菜的地方是家庭的心脏,因此在选择房子时,我们特别挑选了一个拥有大厨房的家。"对梅守慧和妻子来说,厨房不仅是烹饪的场所,更是家庭交流和分享的中心。

在那些夜晚,他们会在厨房里谈论彼此的心事,交流最近的变化和想法。心灵得到了真正的沟通和交融。当她提出一些独到的见解时,梅守慧会为之赞叹。同样,当梅守慧分享自己的观点时,她也会对丈夫的智慧和见解感到敬佩。

听着守慧的描述,一幅和谐的画卷在我眼前徐徐展开……

然而,守慧知道,妻子的"傻"并非真的无知或无能,而是一种对生活的纯真和对家人的深情。她用自己的方式,为这个家带来了温暖和快乐,她的善良和体贴,是这个家庭中不可或缺的宝贵财富。

梅守慧与妻子曾经深入讨论过未来的可能性,梅守慧考虑过一起开一家便利店,共同经营,共同奋斗。妻子认为梅守慧是一个注重细节的人,适合经营这样的小本生意。梅守慧也曾幻想过这样的生活:两人一起打理店铺,共同打造一个温馨的小天地。

然而,现实的考量让梅守慧意识到,这样的计划可能并不那么容易实现。梅守慧的妻子在金融系统有着稳定的工作,让她放弃职业似乎太过可惜。而梅守慧目前的状态也许还不足以支撑起一家便利店的运营。

"如何走出抑郁?最大的法宝是什么?"

"去寻找爱。相信自己,相信爱的力量。抑郁症并不是人生的常态,而更像是人生旅途中的一个阶段,一个虽然艰难但终将过去的阶段。"梅守慧坚信,无论抑郁症的症状如何多变,每个人都能找到走出

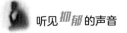

阴霾的力量和希望。

看着眼前的守慧，分享自己的故事，讲述如何在抑郁症的阴影下寻找光明，让我肃然起敬。

人们常说抑郁是黑色的，但梅守慧告诉我，即使在最黑暗的时刻，也不要忘记，爱是治愈一切创伤的良药。他的话充满了温暖和希望，用自己的经历作为例子，向我们展示，只要有爱，就有克服困难的勇气和力量。

 专家点评 ....•

抑郁症病因往往与生物、心理和社会等多方面因素相关。在现代社会快速变迁的大背景下，我们每个人面临家庭冲突、学习与职业压力及人际关系紧张、社会支持系统的削弱等诸多危险因素，个体心理因素、家庭与社会环境因素在抑郁症发病中的作用更加突显，而遗传生物学病因贡献度呈下降趋势。

本故事主人公梅守慧在童年期就有心理创伤，自幼其父亲频繁赌博，给他内心带来了疑惑与不安，从而造成他成年后可能具有焦虑敏感、缺乏安全感和追求完美等个性心理特征。一方面，这些心理特征可能使他获益，譬如读书阶段学习成绩优秀，后来家庭和事业上也取得很大成功，"为了给家人一个稳定的生活，为了实现个人的职业抱负，自己必须不懈努力，不断超越"，用他自己的话描述"我以一种极度执着的态度投入工作，决心不被周围的同事所超越，内心充满了对成功的渴望。"另一方面，这些心理特征也使他容易受挫，一旦自己的努力没有获得认可甚至被歪曲，努力塑造的完美形象被击溃后感到迷茫、无助和孤独，梅守慧最后被"抑郁"击垮。同时，他也出现了"极度不安，心跳如鼓，手心冒汗，梦中惊醒"，以及濒死感和反复检查确认等焦虑症状,抑郁与焦虑往往形影相随。

在众多抑郁症患者中,主人公梅守慧无疑是幸运的,他在精神科医生和心理治疗师指导下规范诊疗同时,自己和妻子都做出了很多改变。他以前"几乎将所有的时间和精力都倾注在了工作上",现在他会花更多时间与家人相伴、深入沟通和加强情感交流,譬如接送妻子和孩子,逐渐增多与孩子、妻子之间敞开心扉的交流,在倾听别人的同时自己也感受到"被倾听"。梅守慧能走出"抑郁"困扰还有一个重要因素是妻子对他的默默支持,社会支持系统的削弱是促发和维持抑郁症状或情绪存在的关键因素之一。"相信自己,相信爱的力量",注定将让梅守慧重获新生。

(汪作为,主任医师)

◆ 被家庭和工作双重摧残的年轻人

被抑郁魔爪触摸之后

亲历者简介

性　　别：女

出生年份：1982 年

身　　份：医务人员

婚姻状况：已婚

病　　程：5 年

确诊年份：2021 年

访谈日期：2023 年 7 月 12 日

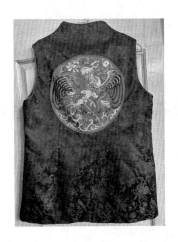

（我在积极治疗抑郁症的同时开始接触中国传统刺绣，学习了一年后，我用半年的时间亲手为母亲绣了一个团凤图案，并请人为母亲量体制作了一件日常穿着的马甲，图案取自清代宫廷靠垫，寓意吉祥如意。我想，如果当初我放弃自己，就不会有这么漂亮的衣服了!）

导读：

"我的诊断是抑郁症，更确切地说是重度抑郁、重度焦虑。"

燕子坐在我对面，中间隔着一张长条桌，她一边向我描述着自己的病情，一边掐掉了手机上的来电。说这句话的时候，眼神没有躲避，不像之前我们访谈的一些抑郁症亲历者，支支吾吾，或者根本讲不清楚。

看见她忙着挂掉电话，我连忙示意她，如果需要的话，可以接听，她微笑地回答我，"没事，家里的电话。"

我和燕子访谈的时间约在了工作日下班后,她的单位离我们办公室不远,骑车过来约莫十几二十分钟,与我一道访谈的还有一位细心的女同事,她早早地就把空调开到合适的温度,准备好矿泉水和纸巾。

虽是傍晚时分,但太阳依旧斜挂在天边,为了不被晒黑,燕子把自己套在了一件宽松的天蓝色防晒服里,墨镜和口罩将她的脸部遮得严严实实,俨然一副明星出街防偷拍的装扮,也或许是为了不让人发现进出这个不太"光彩"的场所。但从后来和她的聊天中,我觉得前者的可能性更大,是我单方面多虑了。

白皙的皮肤,姣好的容颜,颈部和手臂上精美的首饰,在她褪去防晒服后映入我们眼帘——都市白领女性,这是我对她的初步判断。

燕子是主动报名参加我们项目的第五位抑郁症亲历者,几乎和其他受访者的初衷一样——"想尽自己的一份绵薄之力,希望能够让更多人去了解这样一个疾病。"

"其实这个病患现在还是蛮多的,但大家可能不是很在意。"燕子重复地说着,眉头也稍稍皱起。

"确实,目前国内有报道,抑郁症患者在 5000 万人左右,新冠疫情之后,这个数据还会增加很多,全球应该超过 3.5 亿人。"每天泡在一堆数据里,对于各类精神疾病的数字做到脱口而出,其实说这句话的时候,我并不是在炫耀我的知识储备,而是期望用数字去精准地回应燕子口中的"蛮多的",在心理学里,这是一种"普遍化"的做法,能够让亲历者的不幸感和孤独感显著降低。

"哪一年被诊断的?"

"应该是 2021 年,对,2021 年,差不多暑假这样一个时期。我是第一次到这边精卫中心(全称:精神卫生中心)来看的,我是一个人来看的,因为自己本身就是学医的,其实我……"突然的哽咽,让我意识到,关于悲伤的故事,这里应该是个起点,但关于哽咽的原因我一时难以料到,是联想到诊断时的场景,还是想到了一些既往悲伤的事情,我不得而知。

正当我试图去安慰时,她突然长叹了一口气:

"我不知道怎样去诉说这段经历!"

"不想去回忆?"

"不是,我一直自认为能力还是蛮强的,领导也很重视、信任我,所以在工作最需要我、组织最需要我的时候,我都会挺身而出,领导也会第一时间想到让我来解决。"

她在倾诉着自己的过去,眼中泛光,那不是泪水,而是一种自信的光。

我是党员,救援武汉,义不容辞

"2020年初,武汉疫情暴发,大年初四夜,我们集结完毕,作为上海市援鄂医疗队的一员,踏上了逆行之旅。"

"你自己主动报名的?"

"对,当时科室里的护士姐妹们都很积极,作为护士长,我当然义不容辞。我去的目的就是去救人,因为如果一个武汉控制不住,接下来就是上海,就是全国,我有我的家人,我的朋友,我不希望在上海看到这样的情况,所以我就去了。"

大义凛然!这四个字赫然出现在我的脑海,燕子的这段描述将我的思绪一下拉回到那年大年初三深夜——院长在职工群里发布了一则招募令,动员医院全体职工积极报名驰援武汉,一瞬间,群内几十个"我愿意"接踵而至,那是一段纯粹的情感,所以当燕子说出"义不容辞"的时候,我脱口而出:

"我懂!"

显然,这句"我懂"在现在看来太显得干巴巴了。

"最终领导还有一个选择让我去的重要原因是,2008年的时候我去了汶川。"

"那时候你多大?"

"刚上班不久,大概20出头。"

"积累了救援经验。"

"对,本身我也是一直做临床的,从重症监护室(ICU)到外科,再到消化科,从年资也好,从经历也好,都是胜任的。"

"为什么要在今天聊到这个经历,跟你的抑郁有什么样的关系?"

面对我的跳跃式提问,燕子陷入了思索。

"或许有原因,或许没有原因,我也一直在梳理。"

"说说看,你在武汉那段时间的经历。"

"压力犹如泰山压顶,各个方面的压力。但最大的压力还是保障自己人的安全,出发那一刻我就告诉自己,这一趟我带领着9名护士,最小的只有25岁,我怎么把人家带出去的,我也要平平安安地把人家带回来,不为别的,就为人家叫我一声护士长。"

"飞机落地之后,马上开展工作,我们团队接管了两个普通病区,一个ICU,高峰的时候将近60个病人。"

"这个冲击对你大吗?"

"蛮大的。每天都很忙碌,忙着给病人用药,忙着跟病人解释,忙着鼓励病人积极接受治疗。当时病房里面的情况有些混乱,考虑到大量激素和抗生素的使用,会对病人产生很多不可逆的后遗症,我们上海医生团队的做法是减少或停用激素,主张增加抵抗力,予以支持治疗。大多数病人都是很支持的,但有个病人拒绝治疗,他说的一句话对我冲击蛮大的。"

"他说了什么?"

"他说……他说我没有家了。"空气突然凝重,泪水滑出眼角,我抽了一张纸巾,递过去,不知道如何接话。"其实我在医院做了将近 20 年的临床了,对于生老病死,我已经看得比较淡了,听到那句'没有家'的时候,我一下子没控制住自己的情绪,甚至用不能接受描述更为合适。"

"你是如何处理这个情绪的?"

"没法处理,没有时间处理,因为那个时候就是在打仗,跟时间赛跑,跟病毒打仗,晚上回到酒店后,和我同住的护士姐妹给我热了饭菜,但我已经累瘫,没有任何食欲。那天晚上我最想跟妈妈通个电话,但又没办法去说,我一打电话妈妈就哭,我不可能因为这个事情去烦她,让她担心。"

家和妈妈,在我们心中永远是最温暖的港湾,春节本是团聚祥和的日子,却因为使命和担当,她选择了奔赴疫情战场。访谈中,燕子提到最多的两个字:党员,在她的身上我们看到了党员的纯粹和纯洁,敬畏之情油然而生。

"3 月中旬,疫情好转,大量病人开始出院,看着他们离去的身影,内心无比骄傲,我们也终于迎来了轮转的日子。那天上午,送完一个重症抢救过来的病人出院,和她挥手告别后,我在医院的湖边踱步,享受着春日和煦的阳光,低头漫步,一个转弯后,看见了一大片湖水,樱花盛开,草长莺飞,有一种豁然开朗的感觉。"

"那种感觉应该很美妙。"

"确实,我在湖边大喊了几声,宣泄了多日的紧张和压力。"

3 月底,迎来了和武汉道再见的那天,历时 50 多天,燕子和全国各地的援鄂天使们,用白衣作战袍,智慧作武器,不辱使命,和武汉同道共克时艰,与时间赛跑,与病毒较量,与死神拼搏,取得了抗疫战的阶段性胜利。

"从武汉启程前,医疗队对所有医务人员都做了心理测验,我也做了,其实我是有一些症状的,比如失眠,但我没有写,因为那个时候一直觉得有一些心理变化也很正常,可能回来就好了。"

回到上海后,已是3月底,从机场到隔离酒店,从区政府的表彰舞台到医院,一路走来收获了数不清的鲜花和掌声,备受鼓舞之余,燕子更希望的是早日投入医院新的临床工作,回归正常的工作和生活。

显然,回归没有那么容易,真正曲折的道路从这里才刚刚开始。

都江堰的水很湍急,跳下去应该是个不错的选择

"经历了20多年临床工作的摸爬滚打,经历过汶川救灾和武汉驰援,我一直自认为能力还是蛮强的,领导也对我的工作能力和表现也十分认可。在医院组建新科室需要全新的医护团队缺人之际,我再次被临危受命——担任新建病区护士长,但后来的结果是,我让领导失望了……"

我显然看到了燕子表情和语气里透露出的失望,除了失望之外,更多的应该是不解。

"不适应,跟人接触让我变得不适应,开始怀疑我自己,我以前是一个喜欢挑战的人,越忙越兴奋,但是那个时候我每天早上起来第一件事就是我不想去上班,到了5月份,这样的情绪越来越严重。直到2020年5月份的一天,我开始意识到工作效率变差,连自己做出来的事情都开始不满意,我就有点惶恐了。"

抑郁的魔爪已经悄悄伸向了这位斗士,迎接她的将是心理和身体的全面崩溃。

"脑子像锈住了一样,转不动。开始出现厌食,那个时候比现在瘦

30 斤,而且我不觉得饿,一天只吃两包小饼干,下午如果喝一杯同事点的奶茶,晚上就不吃了,我也不觉得饿,对吃没有了欲望,关键是此前我是蛮喜欢吃东西的,但莫名其妙地对所有的事情不感兴趣。"

没有经历过抑郁和厌食的人,实在难以想象,对于一个"吃货"而言,暴瘦 30 斤是何等破天荒的现实。如果说对"吃"失去兴趣之于抑郁症而言,是开胃前菜,那随后的大餐便是对"生"的厌恶。

"每天早上就想,如果不在了,是不是就不需要去承受这么多事情了?"

"有想过具体的方式吗?"

"跳楼。"

"你家住在几楼?"

"33 楼。"

"真的去做过吗? 最危险的一次是哪一次?"

"没有,我努力地去说服自己,主要是家里还有小孩,还有家庭……"

"说服自己的过程很辛苦吗?"

"有一些斗争,但还好,不是特别严重,偶尔会站在窗边,但这不是最严重的一次。"

坐在我旁边的女同事看我追问得太猛,她有点被吓到,担心燕子情绪太过激动,悄悄斜了我一眼,顺势帮燕子把矿泉水瓶的盖子拧开,示意让她喝口水。燕子接过矿泉水,放在桌角……

"经历过这些之后,我就觉得工作没有我可能不会怎么样,但家里没有我不行,就找了个理由请了一周的病假,订好飞往成都的机票,带着老妈和儿子,出去散散心。"

为什么选择成都,我没有继续追问,或许是因为跟她 16 年前参与汶川地震医疗救援的经历有关。2008 年 5 月 12 日,四川省汶川县发生 8.0 级大地震,彼时 25 岁的燕子主动报名参与救援。燕子跟我们描述着她在汶川的那些记忆,泪水再次滑落。

"刚到那边第一个星期,我每天都会哭。有一个男孩子他其实已经跑出来了,但为了救自己的同学,又跑了回去,把他同学推出来以后,自己的双腿被石柱狠狠压住,导致双下肢高位截瘫,一直做血液透析,当我问他如果再给你一次机会,你会不会再去救你同学时,他说会。孩子的这句话,让我在那个年纪突然有种看透生死的感觉。"

我的思绪一下被拉到 16 年前,虽然 16 年过去了,但作为经历过这场国殇的中国人,我们从未遗忘,这里有撕心裂肺的痛,也有永志难忘的爱和力量,坐在我对面的燕子正好满足了我对国之大爱和力量的所有想象。

但可悲的是,燕子没有那么爱自己。

"都江堰的水很湍急,我站在桥上看着汹涌、深不见底的河水,我就特别想跳下去,真的有点冲动……真的很想跳下去,对,跳下去那是一个很不错的选择。"

"那是一瞬间的闪念?"

"维持了蛮长时间的,我在桥上站了很久,我不记得我当时的样子,现在回想,别人看到我的眼神应该是很呆滞的,后来还是没有勇气,我妈在旁边,儿子在旁边,我不能这样做,那应该是我离死亡最近的一次,也是对死的渴望最强烈的一次。"

抑郁症如同悬崖之门,推开后便是万丈深渊

从成都回来后,燕子毫不犹豫地走进了精神卫生中心,挂了一个主任的专家门诊。

"那时候天气还蛮热的，7月份，自己开着电瓶车，来之前其实还是蛮忐忑的，因为也不是很了解，也不想让家里人来陪我。"

"为什么不让家人陪？"

"因为其实家里人也是很抵触的，都觉得没什么事。

"做了心理测试后，医生开始开药。开药，就意味着病得不轻了，面对药物，这几乎是所有抑郁症患者心理难以逾越的坎——我真的病了。

"在我的要求下，医生给我开了两周的病假，拿着病假单和一堆药物，像个没事人一样走出医院的大门，强作镇定骑车回家。"

驶出医院后，沿着来时的路回家。明明知道家在那里，但自己的魂却找不到家了。看着红灯变绿，绿灯又变红，燕子伏在车上哭了。

"那时候的哭是委屈还是豁达？"

"我终于知道自己生病的原因了，给自己的状态找到答案了。"

"来医院之前，对自己的病情有过评估吗？"

"有，是有预期的，本身我是学医的，我觉得可能是轻度到中度，但是拿到诊断书的时候说我是重度的时候，就比我想象中要严重得多。"

"害怕吗？"

"怕。"

"怕什么？"

"怕家人失望。"

作为家里的独生女，燕子自小就是父母的骄傲，"虽然只是一个护士，虽然读书成绩一般"，但过往的经历足以令父母自豪。

"怕同事对我失望。怕这个疾病对我未来的工作会有影响，也害怕、担心与同事之间的关系会有影响。"

担心、恐惧在那一刻充斥着燕子的内心，她害怕的其实并不是抑郁症本身，而是抑郁症给自己带来的困扰。

"最怕的是,如何面对孩子。他还小,我不知道会不会影响到他,毕竟说起来家里有了一个精神病病人……"

在这个中年人身上,我看到了太多的无奈。老人、工作、孩子,哪一个都是千斤重担,抑郁症就像设在悬崖上的一道门,推开后便是万丈深渊。

"积极地治疗,是我能够做到的最正确的事情。在单位领导的帮助下,我结识了一名非常优秀的心理治疗师,她温婉、知性,带我走进了内心的深处。如同剥洋葱般,剖析我的心灵。"

谈及心理治疗,也并非全是美好的记忆。治疗的初始阶段"也很痛苦",不想把自己的内心打开让别人看见,但如果想要帮助自己,想要治疗,一定要把原因找出来,甚至是赤裸裸地将自己的内心呈现出来。

"我做了大半个月的心理斗争,害怕会治疗不好,担心会更加严重。"

那段时间,正好先生一直出差,儿子要去上学,没有了上班的焦虑和烦恼,心灵终于得以放松、"平和"。病假期间,燕子把所有的工作群全部设置成静音,"整个世界都变得安静了"。

从医院回去之后的第二天,燕子比较隐晦地跟妈妈说道"最近睡眠不是很好,去医院开了些睡眠的药物。"担心妈妈一下接受不了这个事实,燕子策略性地避开"抑郁"二字,终于鼓起勇气,跟妈妈坦白了"重度焦虑"的事实。

"给她做一些心理建设,让她慢慢理解这个疾病。"可理解之路,谈何容易。保护妈妈,是燕子抗抑郁之路另外重要的课题之一。

好在丈夫、儿子、闺蜜在燕子最需要的时候,紧紧站在了她的身旁,对于他们的付出,燕子的感激无以言表。

被抑郁魔爪触摸之后

幸亏没自杀，死了就没机会享受
这么美好的风景了

时间来到 8 月，酷暑终于褪去，和高温一起褪去的还有该死的抑郁。经历了一个半月的心理治疗和药物治疗，"整个人的面貌已经改善了很多，我愿意出门、睡眠改善很多、没有了自杀的念头，我感觉我又活过来了。"

但也只是活过来了，开心于燕子而言依然是件超级奢侈的事情。

"不想上班、不想和亲人以外的人接触交流"，依然在提醒着燕子并没有好彻底，依然是一个抑郁的病人。

时间或许是疗愈抑郁的良方，但时间是多久，以周计？月计？还是年计？这或许是对很多抑郁病人和家属最大的考验，但耐心和信心似乎从来不会让人失望。

"转机就在一刹那，就像抑郁症来的时候有多么凶猛，走的时候也会多么轻松。9 月，天气没有那么热了，神奇的事情发生了，那天早上我心血来潮，起床不再变得困难，决定带上妈妈去东方明珠塔旋转餐厅吃饭。"对于女儿的"复活"，老母亲如释重负。

"再后来，我们还去了很多地方，迪士尼是个很美妙的地方，给了我很大的治愈力，穿过安检棚之后一下就豁然开朗了，开心的感觉扑面而来……当时心里无比感慨：幸亏没自杀，死了就没机会享受这么美好的风景了。"

病假的日子里，燕子开始重拾旧趣，学古筝、学中国传统刺绣、玩钻石画、逛博物馆，日渐丰富的生活，似乎给寻常的日子撕开了一条裂缝，阳光得以照得进来。

夜幕降临,夏风清凉,窗外群蝉奏起了和谐的乐曲,热烈而急促,燕子手机的铃声再次响起,这次她没有掐掉电话,"还有一点点事情,处理好了就回来了。"

电话挂断之后,蝉鸣声更加肆意,仿佛催促着燕子早点回家,比蝉更加着急的,是妈妈。

"生病之后,妈妈总会时不时地打电话给我,找各种理由,找到我她就放心了,如果电话接不通她就会很着急。"确认女儿还在,是母亲最大的心安。

访谈接近尾声,从黄昏到黑夜。在此过程中,燕子对我们毫不设防,倾其所有地将疾病体验和忠告赋予我们。

"有没有想对徘徊在抑郁症门口的人说的话?"

"你一定要去治疗,如果严重的话,靠自己是走不出来的,如果你走不出来其实是非常危险的,你不能忽视它,你不能轻视它。这跟你以前的工作地位和工作能力没有关系。"燕子不假思索地回复,像位知心大姐姐一样,自己走过的弯路,不愿意别人再多走一步。

推开门,我们挥手和燕子道别,看着她离去的背影,我的内心有种难以名状的激动。这份激动或许是对燕子两段特殊救援经历的敬畏,也或许是对她展现出来的对抗抑郁的强大精神内核的感佩。对于她未来的抗抑郁之路,燕子没有畏惧,对于未来的人生之路,燕子信心满满。

"如果我的某一句话,能让人产生思考,意义就很大,如果这句话,救了一个人,那就是拯救了一个家庭。"燕子的话铿锵有力,久久地萦绕耳旁,这不就是我们编纂此书的意义嘛……

专家点评 ··•

　　读到燕子的故事,为陷在抑郁状态的她感到心疼,庆幸她最终跨过抑郁的阴霾,重新拥抱阳光。

　　燕子曾经是一个工作能力很强、富有社会责任感、乐于奉献的护士长,先后参加汶川地震救援、新冠援鄂,燕子既往的勇毅,与眼前的抑郁形成巨大反差,"被抑郁魔爪触摸之后",这是多么贴切的比喻。感叹她应该是心理非常强大的一个人。这么坚强、能干的人怎么可能得抑郁症呢?

什么人容易得抑郁症?

　　社会上一般认为内向的人、能力差的人容易患抑郁症。但是开朗、能干的燕子也得了抑郁症。让我们看到,抑郁症,与性格无关,与工作能力无关。人人都可能直面这种"心灵感冒"。丘吉尔说抑郁像一条"大黑狗",如影随形。每个人内心都有软弱的一面,都需要时时加以关爱。

抑郁症是思想问题吗? 需要治疗吗?

　　抑郁症不是做作,不是矫情,更不是思想问题。抑郁症也如高血压、糖尿病一样,是身体生病了;通俗地讲,是中枢神经系统的 5-羟色胺、多巴胺两种重要的神经递质失衡了,需要用药物重新修复,使神经递质恢复平衡,抑郁才能好转。尤其是伴有消极观念时,说明抑郁症程度很严重,更加需要及时治疗。

　　燕子备受抑郁症的折磨,也有过轻生的念头,幸而她能正视疾病,接受了药物治疗和专业的心理治疗,终于得以战胜病魔,逐步康复。因此,抗抑郁药本身并不可怕,可怕的是得了抑郁症不敢面对,延误病情,也不知道求助于人,甚至酿成大祸。从燕子的故事,我们再次看到,抑郁症是需要治疗的,也是可以治好的。

如何保持心理健康？

现实工作生活中,有的人更关注他人感受,往往忽略了自我内心需求。正如燕子,"最怕让他人失望",工作的不如意,认为让领导失望了,让家人失望了,自我否定,内心不断自我蚕食,兴趣减退,精力丧失,备受煎熬,甚至直面死亡的召唤,徘徊在生死边缘。你所压抑的烦恼,并未自然消散,可能在不远处泛起、重现,悄悄侵蚀你的心理健康。爱人之人,要注意定期自我心理按摩,进行自我关爱,修复心灵伤痕。平时经常与家人、朋友交流沟通,谈谈生活的烦恼,倾诉负性情绪,分享幸福快乐。定期清理心灵的垃圾,才能保持心理健康。

家人得了抑郁症,亲属该怎么办？

当家人得了抑郁症,作为亲属的你,默默关心,不说教指责,你的陪伴与支持很重要。燕子曾经想一走了之,在她最孤单无助的时候,家人的陪伴,让她感觉到温暖,帮助她面对疾病,积极治疗,战胜死亡。

社会应该如何看待抑郁症患者？

社会的歧视,是压在抑郁症患者身上的重负,可能直接击垮他。燕子生病时,担心别人如何看待自己,担心疾病给自己或家人带来不利影响。抑郁症,就像高血压一样,也是一种疾病,需要治疗。呼吁社会对抑郁症患者持宽容的态度。减少歧视,就是对抑郁症患者最大的心理支持,让他们有勇气直面疾病,积极治疗,帮助他们更好康复。

（肖春兰,主任医师）

被抑郁魔爪触摸之后

有什么好抑郁的，让我们一起来 happy

亲历者简介

性　　别：女

出生年份：1995 年

身　　份：白领

婚姻状况：未婚

病　　程：3 年

确诊年份：2021 年

访谈日期：2023 年 7 月 24 日

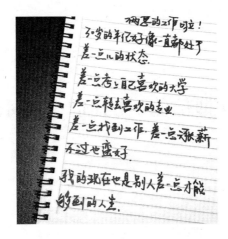

（这是我刚到深圳的时候在一家叫"离职俱乐部"的咖啡店的留言，那时候刚找到上一份工作，觉得自己暂时摆脱了失业焦虑，正好有空闲可以梳理心绪。当时只是当作普通的留言本来记录的，如文中所说后面我还是经历了职场波折，前阵子在工作压力中又想到这张图，竟然意外地产生了情绪上的正向反馈，分享出来或许也能给更多正在经历精神疾病困扰的人点一盏小灯。）

导读：

　　梨花是我访谈的第一位经由朋友的朋友圈接触到《听见抑郁的声音》这本书招募信息的，刚听到时确实很惊喜，也很欣慰，我不知道有多少人转发了这则招募信息，但它的意义正在被人认可和肯定，抑郁障碍群体需要被"听见"。

　　梨花谈及第一次在朋友圈看到关于《听见抑郁的声音》的招募海报时，内心被狠狠触动了，这是一件非常有意义的事情，能为抑郁这一目前尚未被社会理解和认可的群体发声，能帮助很多尚在迷茫和痛苦中的朋友，她很开心。

很巧，转发《听见抑郁的声音》招募海报的这位朋友也是一位社会工作者，梨花经常会听到她这位朋友抱怨工作压力大，每天都很疲惫。虽然如此，但这位同行的双脚仍然紧紧地扎根在身下的这片土地，未曾动摇过。报名的时候，梨花也会想，"如果我报名，那是不是也能帮你们减轻一点压力"。

我很惊讶，这是第一位、也是我所有访谈对象中唯一一位在报名的时候"为我们考虑"的、至少是主动说出这一目的的报名者。"这是一位心善的姑娘"，我甚至有点不合时宜地发散思维，似乎抑郁亲历者绝大多数都是心地善良的人，他们不愿麻烦别人，只能辛苦自己⋯⋯

梨花的话打断了我的思维，"昨晚，我整理了抑郁的整个过程，拟了大概的提纲"，梨花翻了翻手里的纸，"大致按时间线分了几个阶段，上学，第一份工作，第二份工作。"

我透过手机小小的屏幕，看着低头翻阅提纲的梨花，心想，"确实是个心善的姑娘"。因为梨花目前已不在上海工作，我们通过微信视频的方式交流了她的这份可贵经历。

"我的肋骨被踹得好疼啊"

大学时期，梨花经历了一件足以彻底改变她人生轨迹的事情。那时，她还年轻，尚未具备足够的智慧和经验去妥善处理这件事，倘若以她如今的心态和阅历，或许会迎来一个不一样的结局。

大一时，梨花交往了一位女朋友，她鼓足勇气，向父母坦白了自己的感情。或许是想得到父母的认可,或许是突然明白自己的性取向,手足无措中本能地想寻求父母的帮助与支持。但父母并未给予她所期待的反应,尤其是母亲,她的情绪异常激动,听到电话那头传来的哭泣声,梨花瞬间明白了父母的立场。她做好了与父母抗争的准备,但未曾想到是以如此"惨烈"的方式。

如果说此前还抱有一丝希望,父母或许会因为对女儿的感情而逐渐说服自己,接受女儿喜欢同性这一可能性。那么父母接下来的"围追堵截"彻底打消了梨花的希望。用"围追堵截"来形容父母的回应,着实让人无奈又心酸。尚未完全脱离父母的幼鸟与她的庇护者处在了对立面。

"我可以接受和爸妈的对抗,但是无法接受他们用那样的语言和行为攻击我,这不是我这个年纪可以承受的。"

父母接下来的行为令梨花感到震惊和难过的同时,也令我感到惊愕。

周六,梨花在睡梦中突然听到门铃声,迷迷糊糊走到门口,透过猫眼看到了绝对不可能会在此时出现在门口的人——她的父母。瞬间的恐惧令梨花无比清醒,脑海中闪过在争吵时,母亲不止一次对"同居"的怀疑。

一扇门是无法阻挡父母想要见到女儿的急躁和想要知道女儿是否和同性恋人同居的急迫的心情,更何况房屋租赁由父母一手操办,父母甚至拥有直接闯入的权利。梨花只能一边开门一边飞快思索解决方式,但是父母并没有给她机会。

门开的一瞬间,父母直接冲进屋,伴随怒气而来的是他们的拳打脚踢。倒在地上时,她甚至没有反应过来,疼痛和恐惧交织在一起,让她几乎无法呼吸。她未曾想到父母竟连话都不愿听女儿说,进门后的一系列行为快到她只能承受他们的怒火和拳脚,先前想好好沟通的想法也淹没在父母过激的行为下。

肋骨被踹得生疼,几乎让梨花错以为被踹断了,她不得不蜷着身子保护自己。因为这次冲突,梨花伤到了肋骨和内脏,身体也多了许多从前未曾有的小毛病。

梨花当时的恋人承受了和梨花同样的遭遇,她在访谈时没有对这位恋人多着笔墨,但是无疑她们之间的感情在此刻遭受了猛烈的打击。父母的不赞同甚至极端的抗拒,年轻的爱侣还没有成长到可以平衡和处理这段复杂的关系的程度,这都预示着这段感情即将走向分离。

当天晚上,梨花离开了合租小屋,在朋友家暂度一晚。看到她身上大块的青紫,朋友感到非常的惊讶和不解。这次冲突也令梨花不得不辞去了实习,辞职时,老板甚至一度以为她被黑恶势力缠上了。

身上的伤让梨花休养了很久,疼痛也伴随了她很久。她至今还记得父亲将她抡倒后,肚子和肋骨被皮鞋鞋尖猛踹的疼痛和无力感。

在访谈时,我也在想:究竟是怎么样的愤怒才会让一对父母失控到对亲生女儿拳打脚踢伤及内脏?可能是不同时代孕育下两代人价值观之间的冲突,也可能是父母和孩子之间双向期望的落空,父母期望女儿走在世人眼中"正常"的人生轨道上,期望女儿站在大多数人的前面,不希望有"污点"扯住女儿前进的步伐,女儿在刚步入成年得知性取向后渴望得到父母的认同,但父母回以抗拒的姿态。我不清楚这里面究竟包含了多少复杂的因果,无疑,他们之间对这件事情的处理方式是不合适的,难以想象究竟要花费多少精力、时间、关怀和爱才能弥补这一天造成的情感裂缝!

在坦白性取向后,梨花的母亲一直很警惕"女儿可能会和恋人约会""女儿可能会和恋人同居"等事情。从大一末到大三,为了"纠正"女儿的性取向,诸如此类的"突击检查"不止一次,也令梨花感到头痛。

"他们会突然出现在我的宿舍楼下，让我下去，看看我是不是真的在宿舍，如果不在宿舍，他们会不停地问我去哪了，如果和朋友出去，他们会一连串地问，'你和谁出去的？你同学都不知道你去哪了？你到底在哪？到底和谁出去的？你怎么这么不让人省心！'他们经常去学校闹，导致我的同学、我的朋友都知道了，我不知道该怎么去处理这件事。"

这确实令人感到窒息和恐惧，父母在不断侵占她的喘息空间，甚至可能每天睁眼第一件事就是担忧今天父母会不会来学校？今天父母会不会打电话？将原本一桩私人事情闹得人尽皆知也令她感到烦心和痛苦。

"有时候，我都会觉得自己是个异类，"梨花带着点不确定地说，"那个时候，我的精神便有点不大好了。"

其实在出租屋事情发生后，梨花和父母的冲突便越发严重了。在某个平凡的日子，她和父母之间又爆发了一场争吵，依旧是那么令人疲倦和心累。她站在窗边，指着楼下，"你们要是再这样逼我，我就从这里跳下去。"

"跳下去也没关系，你这样只会让我们觉得丢脸"，父母的回应令梨花感到震惊，她不断地审视父母脸上的表情，企图从中看出一丝后悔，但是没有。此后，她不止一次地怀疑，"他们大抵是不爱我的。"

梨花是一个喜爱自由的女孩儿，她不愿受人干预，但是她和父母之间世界观的鸿沟是无法填平的，她跃不过去，父母也跨不过来。在无人时，她也会思考，"我是不是真的有问题"。

在这样的情况下，梨花希望能够出国留学。她深思熟虑过，以当时的情况，如果在国内工作，便只能留在家乡，但是这很可能会加剧和父母之间的矛盾，她不希望和父母之间的争吵再扩大。

她说服了父母，但出国前，母亲找到她，"我知道你出国是什么目的，国外对这种事情接受度高，你选择了逃避。"她没和母亲争论，她清楚自己出国并不是这个原因，她只是想暂时地让自己自由地成长，这是她目前所能争取到的最好的结局。

"我挽留不回爱情，处理不好亲情，连学习也搞砸了"

梨花原以为在国外求学能让她短暂地摆脱束缚，自由地生长，但未料到，抑郁的情况反而加重了。起因是梨花和恋人之间日益紧张的感情问题。

梨花和恋人是异国恋，这比异地恋更加考验感情。出国后，恋人强烈的控制欲令梨花喘不过气，仿佛置身于一个无法逃脱的牢笼，只要几分钟没有回复消息，就会迎来一系列质疑，"你在干什么？真的在上课吗？为什么不回信息？"甚至参加学校的活动也会不停追问，"几个人？是中国人还是外国人？旁边的女生叫什么名字？"

这一幕似曾相识，梨花父母的突击检查不也是如此吗？抑郁的加重便也有迹可循了。

真正的崩溃是在恋人提出分手的时候。恋情中最忌讳不信任和猜疑，两年的情感在梨花研究生毕业归国前夕轰然崩塌。若这段恋情能坚持到梨花回国，两人能够面对面沟通，这根若隐若现的感情线或许还能再牵上，但是感情这东西，最不等人。

梨花和恋人相识于大四，那时她已经决定出国了，因此两人线下相处的时间并不长，这或许为两人后期的感情埋下了隐患。

在奔赴考场的路上，梨花收到了恋人分手的信息，下一瞬，眼泪止不住地流。她拖着沉重的躯体坐在了考场上，仿佛一具不会思考的傀儡，恋人想要分手的信息挤占了大脑的全部，此前复习的内容随着情感的翻涌在慢慢消散。一边流泪，一边下笔，至于考试内容，她已经顾不上了。她现在能做的，只有把自己按在考场上，因为考试只会如期举行。

考完回到家已是凌晨，她靠着墙，瘫坐在地上，看着手机上恋人不停指责的消息，突然觉得生活失去了意义。她挽留不回爱情，处理不好亲情，现在学习也被她搞砸了。努力了这么久，到头来，似乎是一场空。

此后两个月，梨花把自己关在房间，整个状态极其糟糕。日夜颠倒，食欲不振，泪流不止，情绪消耗极大，吃不下东西的胃还不停狂吐，体重在短短的时间内下降了20斤。后期，身体根本无法进食甚至是喝水，但是每天她都会强迫自己咽些食物下去。

她每天躺在床上，像个没有生机的木偶，既不收拾自己也不收拾房间。夜晚开始频繁失眠，只觉得脑海中似乎有个小人在蹦迪，只能勉强让自己睡，否则就会胡思乱想，沉浸在受挫的感情中，但仅凭人类的意志怎么能干预睡眠呢？她几乎每天凌晨三点才有睡意，第二天下午四、五点才醒。日夜颠倒的作息令她的精神状态愈发糟糕。

她还经常跑到厕所哭，无缘由地哭，明明未曾感到悲伤也未曾感到痛苦，但就是会生理性地流泪。

那段时间的生活，即便梨花现在回忆起来也令她倍感痛苦，或许考试通过、能顺利毕业是当时唯一的好消息。

被掀开假面的家庭

梨花抑郁的原因，可以追溯到小时候压抑的氛围，"小时候家庭关系挺微妙的，在这样的环境中成长，我不知道该如何去塑造自我。"

梨花父母的感情并不深厚，她甚至怀疑父母之间的婚姻掺杂了很多利益关系，比如，和母亲结婚，父亲便可以在当地落户。她也不是无端揣测，只是父亲展现的种种让她不由得产生怀疑。

梨花刚出生一两年，碍于房屋面积，没有多余的房间，一家三口仍旧睡在一起，但是搬入新家后，父亲便独自一人睡在了楼下书房，而母亲和梨花则睡在了楼上。

梨花回忆道："自那之后，没有任何一天，他有上楼和我们同睡。加上我出生前两年，他们同居的时间也就短短四年。"而且，梨花的父亲工作繁忙，很多情况下，一周中只有一天能够回家，于是家庭关系更加疏离了。

然而，在她父母干预她这件事前，梨花并没有意识到这一切的不寻常，甚至认为她比其他小朋友都要幸福。父亲有一份很好的工作，家中生活条件优越，即使梨花提出的要求没有被满足，父母也会用金钱来弥补。这份幸福感持续到了她大学前。

上了大学后，或许是因为父母对梨花"性取向"的激烈反对，梨花突然发现，父母似乎除了用钱弥补感情外，对她其实并没有太多父母原本应该对孩子的感情。

"我只是他们炫耀的一个工具，或者说附属品，他们对外炫耀我的能力，炫耀我的成绩。在他们眼中，我考好了是应该的，一旦没考好，他们就会觉得被打脸了，因为前面的夸耀已经说出去了，他们认为，别人能做到，为什么你做不到？"

一个原本美满和谐的家庭，一个会让小女孩觉得自己比别的小朋友幸福的家庭，转瞬间撕下了伪装，露出截然相反的真实，这之间的落差让梨花难以接受。她感慨迟钝到现在才发现，可能是因为她当时的"产出"比较满足父母的预期，足以维持表面的幸福。但是进入大学后，她的发展脱离了父母的预期，在父母眼中，她不再是一个好孩子了，于是从未伸手打过她的父母想要用"暴力"的形式将她拉回到预定的轨道。

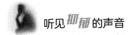

其实,在性取向的问题上,梨花的父亲曾经尝试过与她沟通:"这条路很难,如果你很坚定,爸爸也不拦你,但是你要知道这是一件很痛苦的事情,你需要承受很多。"有时候,她会想,或许因为父亲明白这条路的艰辛,才会如此坚决地不希望女儿踏上去。

"每个人都很有活力,除了我"

为什么能确定自己是抑郁呢? 这源于梨花那段时间无法自控的身体状态。明明手脚健全,却仿佛被一股无形的力量束缚,仅仅是从床上站到地上,或者从椅子上站起来,都很难做到。出门对她而言,不再是简单的日常活动,而是一场需要鼓起勇气的挑战。每当她试图从椅子上起身,去挑选衣物准备出门时,那种沉重的疲惫感和压力便如潮水般袭来,让她倍感不适,甚至连想象出门的场景都令她感到疲累异常。

"这样的状态很不对劲,身边每个人都很有活力,除了我。"

我在《渡过:抑郁症治愈笔记》中看到过这样一段话,里面的描述和梨花的境况一般无二:"那时我四肢僵硬地躺在床上哭泣,因为太害怕而无法起来洗澡,但同时,心里又知道洗澡其实没什么可害怕的。我在心里复述着一连串动作:起身,然后把脚放到地上,站起来,走到浴室,打开浴室门,走到浴缸旁边,打开水龙头,站到水下,用肥皂抹身体,冲洗干净,站出来,擦干,走回床边。十几个步骤,对我来说就像经历耶稣的艰险历程一样困难。我用全身的力气坐起来,转身,把脚放到地上,但是之后觉得万念俱灰,害怕地又转过身躺回床上,但脚却还在地上。然后我又开始哭泣,不仅因为我没办法完成日常生活中最简单的事,而且还因为这样让我觉得自己愚蠢无比。"

更有甚者,梨花开始共情那些没有生命的物品。面对被自己扔在垃圾桶里未吃完的外卖,她会很惋惜,饭菜也是有生命的,但是它们没能实现自己的价值;随手拿起的零食被放回货架,她会从心底觉得重新被放回去的物品很可怜,它们被摆在货架上肯定是希望被人看见、被人挑选,而放回去意味着被人放弃,它们一定会很伤心。这些想法现在的梨花也无法理解,但是当时她确实会因为这些而感到低落与难过。

也有很多人试图安慰梨花:"没有必要想这些""不要想太多",但是身处其中,这种情感是不受控的。"如果处于一个正常状态,或者回过头来看,我也会觉得其实没必要想这么多,但是陷在情绪里时就会不自觉地想很多。"

当时太痛苦了,痛苦到仅是回忆也会哽咽,"我本来觉得讲这些事情没有什么,但是讲到细节还是会痛苦。"身体的不受控、情感的不受控、认知的不受控,明知失控却无能为力,明知是错误的却只能将错误延续,我想这种清醒的失控足以引起任何一个人最深的恐惧与害怕。

在痛苦和挣扎中,梨花试图在网上寻找答案。小红书、微博等这类信息互动的平台她都看过,也做过简单的测试,所有的结果都在告诉她,她自己正处在一种不健康的心理状态中。

我好奇地问过梨花:"既然知道自己的情况,为什么不去看医生?"从访谈至今梨花的描述,以及当时主动查询和做测试中可以看出,她并不是一个讳疾忌医的人,也没有明显的病耻感,为了更加准确地了解自己的情况,以及及时治疗,就医是最优解。

梨花的回答出乎我的意料,但也干脆:"因为没钱。"她不知道抗抑郁的药物可以医保报销,以她当时的经济能力,她觉得自己无法负担"全自费"的治疗费用。

很诧异,梨花家境殷实,想来应该不会有这方面的困扰,她接下来的回答给我解了惑,但也更加心疼。她并未简短地一笔带过,而是从头开始分析，"如果将我的时间线分为中学、大学和上班三个阶段，中学期间反而是最富裕的。因为中学期间，爸妈给的零花钱很阔绰，也没有太多需要花钱的地方，钱很容易攒下来。大学，大概是我开始脱离控制，他们对我的生活费管控得非常严格，我买什么东西都需要申请。他们一般会同意，也会给我买同类中规格最高的，但是发生出租房那件事后，我很难再向他们开口要钱，也没有好一点的理由要钱看病。"

梨化顿了顿，"上班后，他们也会给一些购物卡，或者直接转钱，但总会伴随'家里不差钱，但是你既然已经工作赚钱了，就不能总是问家里要，你看看别人家的谁都已经可以给父母打钱了……'"

梨花没在留学期间就医还有另一方面的原因，她不知道普通心理疾病的问诊和心理咨询的区别，不知道自己应该选择哪种方式寻求帮助，也不信任精神科医院，无论是国内的还是国外的。因为，在那段黑暗的时期，她曾尝试过拨打防自杀的心理咨询热线，但听着电话里的"亲爱的，多喝热水""好好休息""不要想太多"，等等。梨花觉得她并不需要这些安慰。

"原来是抑郁让我变得不像我"

梨花在2020年底结束了她的海外留学生涯，次年六七月在上海一家企业正式工作。选择上海，是因为这里充满了无限的可能和机遇，同时她希望能稍微远离父母，过好自己的生活。

对于这份初入职场的工作，梨花给出了"还不错"的评价，比较符合她对工作的向往。然而，就像许多初入职场的新人一样，或许是新环境的不适应，或许是工作压力太大，她再次遭遇了情绪的大爆发。留学归国期间的经历让她对此次的情绪爆发非常重视，幸运的是，梨花现在有足够的经济能力去承担就诊配药的费用。于是顺理成章地，她去了精神卫生中心。

虽然知道梨花对抑郁并未有偏见，但我还是想听听她对抑郁的看法，"你对去精神卫生中心就诊，抗拒吗？"

理所当然地，她否认了，"不会，看医生对我来说算是一种救赎，我在用现代的手段自救。而且我发现，和候诊的人聊会儿天，可以有效缓解压力。"

其实在工作过程中，我发现随着精神健康的普及，人们对精神疾病的态度也变得逐渐客观和科学，尤其是年轻一代。虽然精神障碍的完全"去污名化"仍旧任重而道远，但是它正走在正确的道路上，不是吗？

"即使身体健康，心情不痛快，也可以花点小钱看一下，大夫说没有病、很正常，那从里面走出来都是一件很骄傲的事情；如果真的有精神类疾病，早早筛查出来也是一件好事，比起严重的时候才去，好太多了。既然都是好事，就没有必要太犹豫和纠结，不要抵抗，没有人会关注你，实在不行就戴个口罩。"梨花的想法也是我们想要传递的意思，精神疾病的诊治一直强调"早预防、早发现、早诊断、早治疗"，一切正常，皆大欢喜，如果筛查出来确有精神障碍，早发现也对治疗和康复有利。

首诊那天，天气阴蒙蒙的，还下着雨，梨花本就不喜欢这样的天气，整个人恹恹的。但也是在这一天，梨花开始了和医生的结缘之旅。

"我挂的是普通号，但是看病的是一位经验丰富的专家，好像是因为这位专家想帮助更多的人，所以他的号还是普通号。"也正是因为如此，这位医生的"粉丝"很多，候诊时间也就格外地长。

梨花开始观察身边的人，很诧异，"原来看病的年轻人真的很多，"她环顾四周，"还有十几岁的小朋友，和八九十的老奶奶。"那时，她心里有个隐隐约约的想法，"原来我并不是一个异类。"

看着身旁的小姑娘有父母陪着，进入诊室后，梨花忍不住羡慕地对医生说："我前面的都是有妈妈陪着的小孩，但是我没有。"

医生并没有敷衍，而是很认真地回应了梨花："每个人都会有关怀自己的人，不一定是妈妈，什么人都有可能，也不是每一个妈妈都会爱自己的孩子，但是你要找到爱自己的人。不要因为别人有，你没有，就情绪低落，你在其他地方还能得到爱。"

医生给了梨花很多力量，很有耐心，门诊其实不包含心理咨询，但遇到想要倾诉和寻求心理疏导的患者，医生也不会强硬打断，很会照顾患者情绪。

和其他医学分支不一样，精神科的首次诊疗方案需要医生问诊结合相应量表测评才可以开具，仅靠就诊人员的主观感受并不能作为诊断的全部依据，故而，梨花当天做了很多量表的测试。测试结果对她而言并不算意外——中度抑郁。

在确诊那一刻，梨花松了口气，感慨："有种压力释放的感觉，原来是抑郁才让我变得不像是我。"她无法接受非病理性的矫情、爱发火，但病理性的原因总归是有解决办法的，"有问题，那就去治。"

我接触了很多患者，有相当一部分人坦言，在获知自己抑郁的那一瞬间，并没有增加他们的心理负担，反而有种如释重负的感觉，"不是我有问题，而是我生病了。"

医生是一位细心且负责的人，仔细地向梨花分析了目前的精神状态，确认是否正在服用其他可能和精神科药物相冲突的药物，最后开具了治疗方案。医生也会考虑到学生和上班族的收入差异，建议学生开具较为便宜或者医保报销范围内的药物；即使是上班族，也不会盲目选择进口药物，会在介绍药物、疗效、费用等的基础上尊重患者的选择。医生的做法和态度给了梨花一些宽慰，之后发生的事情也让梨花对这位医生心存感激。

上海疫情期间,医生很照顾梨花。她身体不太好,是他们楼道最先感染的。当时情况很紧张,难免有人责怪"为什么没有屏住(上海话:忍住、坚持住)""为什么楼里这么多人就你'阳'了",同一栋楼里的居民都很担心梨花会传染给他们。

新冠感染后的难受和他人的责备混着愧疚,令梨花的情绪状态很差,她很想快点好起来。在这样的情况下,医生的帮助就像一股暖流,医生不仅解决了药物短缺问题,也会时常帮助她疏导情绪。在她心里,医生是一位能够给她支撑和力量的温和的长辈形象。她每周都不会错过和医生的见面,因而每次复诊她都会去,会把一整周好的、坏的表现都告诉医生。

"我被辞退了"

被梨花定义"还不错,比较符合她期待"的工作,最初确实给予了她一个轻松自由的环境,让她错以为可以毫无顾忌地畅所欲言。平时闲聊时,同事间也会谈及非常私人的话题,他们之间的关系似乎介于同事和朋友之间。

公司的福利也很好,可以报销医药费用,1 000 元的费用几乎可以报销 90%。在初次尝试报销并未受到公司特殊关注后,梨花便放心地将每次的医药费用进行报销。这让她以为他们之间的关系不会因为"抑郁"而被斩断。如此持续了几个月,梨花和公司之间的相处仍然和谐,直到 2021 年年底。

随着年关将近,公司逐渐忙碌起来,压力也随之增大,梨花预感到自己再不做出调整,很可能会面临复发的风险。求学期间糟糕的状态相信没有任何一个人愿意再体验一遍,于是她果断向经理坦诚了自己的情况，"我之前确诊抑郁了，前一段时间状态都很好，但是最近有点撑不住了，我可不可以在家办公，或者我们可以协商一下有没有其他方式可以让我在保证工作的同时令自己舒服一点？"

经理的回应比较暖心，态度很好，也表达了理解，"我最近也有你这样的情况，只是你可能比我要更严重一点。是不是公司给你安排的任务太重，压力太大了？要不要休息一段时间？"

同时，经理也表达了这件事他无法完全做主，"我要与合伙人商量一下，看最后究竟是调整工作量，还是休假，还是其他方式。"

合伙人得知事情后，态度也出乎意料的好，梨花更加详细地坦诚了自己的情况：起床→洗漱→换衣服→扎头发→背包，原本短短十几二十分钟的事情，她需要花费近三四倍的时间。坐在凳子上，她根本没有办法站起来，更别提出门，从家到公司的这段路压力巨大，甚至连挪动一步的力气都没有。

梨花尝试过劝自己，弯下腰、穿上鞋、打开门，只有三个步骤，但她就是做不到。梨花也强调了只是目前这段时间没有办法出门，她会调整好自己，尽快恢复状态。

经过协商，公司决定延长梨花的病假，让她可以以病假的方式申请居家办公，所以梨花当时觉得公司很照顾她。后来梨花感叹，毕业后刚上班的她还是太单纯了，还没有体会到社会和职场的复杂与险恶。

经历了一段非常美好的职场时光后，某一天，梨花突然觉得工作变少了。作为小组长，她原本每天都会有繁忙的工作安排，但那段时间，几乎每天下午都可以"摸鱼"。一开始，她以为是淡季来临导致工作量减少，便坦然接受这份清闲。然而，两个月后，她却被公司以"疫情减员"的理由辞退了。一个并不是特别意外的结局。

梨花明白公司的做法，毕竟公司会担忧后续安排工作时，她会不会因为压力大而不能以百分百的精力去处理。但是她更加希望公司将真实考虑告知自己，而不是所谓的"疫情减员"。因为当初是她自己主动向公司坦白的，所以公司以真实想法告知，她也可以接受。

　　经过这件事，梨花建议，患有精神类疾病的人在职场上要保护好自己的隐私，不要轻易透露自己的病情和报销医院的发票。同时，她还建议如果在工作中遇到类似的困境，最好选择离职一段时间进行休息和调整，而不是硬撑下去。

　　离职之后，梨花离开了上海，作为非上海本地人，疫情期间的工作并不好找，而且上海的生活压力确实也很大。所以，她去了有恋人在的城市——深圳，恋人也很希望梨花能够去她的城市。在离开上海前，梨花咨询了医生关于病情和药物购买等问题，并做好了充足的准备。

　　在访谈时，梨花已经在深圳找到了自己心仪的工作，她很喜欢现在的团队氛围，从事的也是和自己专业相关的事情，虽然工作压力依然较大。她不喜欢在工作时谈论私事，不希望除了工作，和同事间有生活上的交集。现在这份工作恰好契合了梨花的期望，除了工作，不会讨论任何私人问题。同事之间可能会浅聊一些工作和生活边缘上的话题，例如周末一起去做什么，但是都在可接受范围内。这种"公私分明"的氛围令梨花感到舒适。

　　如果是刚毕业的梨花，她可能会在这样舒适的氛围下透露自己的情况，尤其是现在这份工作是医疗行业的。但经历一些事情后，她认为工作就是工作，没有必要在每份工作中坦诚自己，"因为没有人知道对方在得知我的信息后会想什么，也无法保证放在嘴里的信息会流向什么。"

可以停药吗？

　　在深圳这座繁华的城市，梨花的生活渐渐步入正轨，身边有了恋人陪伴后,她有了可以倾诉的人,情绪能得到及时地排解,让她的状态有了显著的改善。

深圳的生活节奏虽快,但压力并不比之前大,她自己就可以承受工作和生活中的负面情绪。而且,她一直坚持服药,所以整体状态显得不错。唯有一点让梨花异常苦恼,因为药物的副作用,梨花原本姣好的身材现在稍显圆润,她不希望自己再圆润下去,于是尝试停药。

"不吃药的那一周,我整个人都不行了。"停药第二天,梨花开始出现头晕眼花、心跳加速、手抖的症状,"坐在工位上,转个头看到的东西都是模糊的,仿佛置身于一个异次元的空间,看不清东西,也坐不稳。"

很多戒断反应都出现在了她的身上。这种情况持续了一两周,梨花每天都感到异常痛苦,即便是躺在床上也无法得到片刻的安宁。心跳加快,看东西出现重影,头脑昏沉,耳鸣……成为她那段时间的常态。

梨花的工作涉及大量的表格处理,但在那段时间里,她根本无法看清表格上的内容,她的视线像相机失去了焦聚,镜头还会晃来晃去,看什么都是虚的。这种状态无疑给她的工作带来了极大的困扰。

梨花不清楚停药会不会影响自己的病情,经过一段时间的煎熬,她的状态没有那么糟糕了,但还会有一些比较细腻的情绪,也会有绷不住的时候,梨花觉得这是正常现象,每个人都会有这些情况。

访谈时距离停药约有4个月了,梨花认为目前状态还算稳定。她和恋人都担心药物的副作用,而且她现在的状态还可以,即便出现一些比较极端的情况,也还有恋人在。不过,她也在考虑是否应该去医院复诊检查一下自己的情况。

关于戒断反应、停药的危害,梨花是从她研究生朋友那里了解到的。这位朋友是一位双相情感障碍患者,他认为服药与否都会有情绪问题,而且他也没有办法坚持复诊,所以选择了停药。"对于我们来说,坚持看医生其实也是一件很难的事情,从凳子上站起来就挺累的,更何况还要每周出门看医生。"她这位朋友停药后遭遇过非常极端和非常崩溃的时刻,如果坚持不住就再服一段时间的药,情绪被抑制住了又停药,如此循环,后面复发的情况比之前严重很多。

其实很多精神类药物都不能一下子停药,突然停药可能导致严重的戒断反应和病情反复。最好的停药方式是在医生的指导下逐步减少药量直至停药。复发后病情再次稳定就像你跨前一步后退半步,那剩下的半步始终是存在的,身体状况很难再回到你未跨步的时候。就康复情况而言,首诊之后遵医嘱确实比自行停药、减药的康复概率要高。

"如果身边有人正在经历这个痛苦的过程,我希望他不要害怕,一定要去看医生。"虽然她自己没有坚持做到,但是如果身边有人是这样的情况,她会坚持劝对方看医生。她认为每个人的情况是不一样的,很难完全判断自己身体的准确情况,抑郁症患者也并非单纯抑郁,可能还伴有其他精神类症状,所以需要医生诊断。如果无法坚持,可以拜托一位朋友,督促自己复诊。

梨花分享了一段非常难忘的经验教训,她想将这个切身体会分享给书本前的你,希望正在服药的朋友不要重蹈她的覆辙。

"药不能自己瞎吃,不是医生给了药方后就一劳永逸了,一直照着这个药方吃。精神类疾病还是需要定期复诊的,因为病情有加重的时候,也有减轻的时候,还要考虑要换不换药,可能有什么戒断反应,这些都需要经过医生的评估。要听医生的话。"

肺腑之言,也是很多病友都会经历的教训总结。

和家庭之间的嫌隙

梨花在深思熟虑后,终于决定将自己长期以来的抑郁情况以及所承受的压力毫无保留地告诉父母。然而，她的这份坦诚并未得到父母的任何回应。

时间回溯到 2023 年初，梨花整理了一份关于自己抑郁状况的 Word 文档，里面详尽地记录了她的心境、面临的压力、确诊的病情以及独自承担药费和生活开销的艰辛。

起因是一场已经淡忘在记忆深处的家庭争吵，她已经不记得具体的争吵内容了。争吵过后，她将这份文档发送到了家庭群内，期望能得到家人的理解和支持。父母的沉默让梨花倍感失望。她不确定父母是否打开了这份文档，是否看到了她的内心挣扎和痛苦，"可能下一次谁想了解一下女儿的近况，就会用新的消息将它顶上去，就好像没有发生一样。"

为何之前选择隐瞒，现在却毫无顾忌地决定坦诚呢？这背后有着她深思熟虑的考量。在大学期间向父母坦白自己的性取向问题，在现在的梨花看来是一个不明智的举动。至少在坦白前，当时的自己应当考虑清楚后果，"爸妈是否会接受？如果不接受，那今后如何生活？在没有房子、经济来源、生活经验的情况下，他们表达了'我们不管你了，我们没有你这个孩子'后，一个女孩子很难生存；即使知道他们会同意，这也是一件需要斟酌的事情。"

如今，梨花已经接近 30 岁了，抵达了人生相对成熟的阶段，拥有了稳定的住所、经济来源和更为成熟的社会认知。即使父母要与她断绝关系，对她的影响也很小。所以，她认为现阶段是一个很好的坦白时机。毕竟是一家人，她还是希望家人能了解自己身上发生的事情，而不是最后真的发生什么事情的时候，父母指责"你当时什么都不跟我们讲"或者"我们不知道"。

梨花近年来和父母的关系确实不太亲近。在她的印象中，父母很少主动打电话关心她。六月份的这通电话，是双方很长一段时间内唯一的沟通。

梨花在失去工作后，情绪有点崩溃，想要寻求母亲的安慰，同时也在考虑是否回家乡发展。按照梨花对母亲的了解，她很难站在梨花的角度思考问题，大概率是不愿意接受她回家乡发展的。果然，梨花的母亲虽然在电话中劝慰她"不要哭，先不要想这么多""出去散散心，工作是一定可以找到的"，但在梨花情绪稳定一点后，她表达了"既然选择去外乡打工，就不要再回家发展，既然选择了比较累的一种方式，选择自己奋斗，放弃在家啃老，就要坚持住，为什么别人可以做到，你做不到呢？"

在之前的通话中，梨花和母亲也有过工作观念的分歧。她曾有过一份没有通过试用期的工作，公司老板比较看重会办事、听话、有眼力见的人，而不是工作能力，而梨花自身是比较重视工作能力的。她在抱怨时，母亲认为既然老板不重视能力，那就去阿谀奉承，看别人怎么做，自己也怎么做。在梨花母亲眼中这是她社交能力不行的表现。

梨花的母亲在梨花大学毕业时还表达过刚进入工作，可以穿着稍微暴露一点让老板注意到自己，这在梨花的认知中是非常不可思议的。虽然她理解母亲的初衷，但是梨花并不想母亲将她的想法强加在自己身上，她认为母亲存在讨好父亲或者讨好部分男性的行为，这在上一代似乎很常见。

"没有任何人能够救我"

曾经，梨花非常庆幸自己虽然患有抑郁，但是没有伤害自己或者产生自杀的念头，她始终对生活抱有一丝希望，"如果无法看到明天的太阳，我会觉得遗憾。"梨花深知自己还有很多事情没有做完，"工作尚未达到理想的境界,还没有遇到一个很爱自己的人,还没有赚够100万,还没有见过生活的美好,怎么舍得离开呢!"

但后来发生的一件事情完全打消了梨花的这个念头,工作、生活的双重压力,被迫困在房间内的压抑,给她戴上了沉重的枷锁,让她的心止不住地往下沉。

"没有任何人能够救我。"那段时间,她每天都会坐在阳台上,凝视着下方的地面,想要不顾一切地往下跳,结束自己的生命。每当傍晚时分,她看着天空中自由翱翔的鸟儿,不禁涌起一股羡慕之情,"它们都能飞出去,为什么我飞不出去?"因为受到情绪和病情的影响,只要碰到一些小事没做好,她就很容易陷入沮丧之中。

梨花不止一次地想,"现在几乎已经得到了想要的所有东西,是可以结束这段生命了。"到了这种程度,她也尝试自救,在潜意识中她觉得这样不行。

梨花的自救很成功。她曾因为迟迟没有收到心仪公司的反馈而坐在椅子上崩溃大哭,饭也吃不下去,"反正想要的已经得到了,没有这份工作也没关系,直接结束自己的生命也没关系。"

她知道继续沉沦下去,可能会发生无法挽回的后果,于是她给每一个她觉得可能会倾听她故事的朋友打电话,"你在忙吗?""晚点给你打电话可以吗?"……终于,有一位朋友回拨了她的电话,两人聊了很久,朋友耐心地倾听她的烦恼,并给予了她许多鼓励和建议。一周后,梨花收到了她期待的邀约消息,"如果我当时真的做了傻事,我就收不到这个消息了。"

目前的这份工作强度比较大,但并没有让梨花特别崩溃的地方。在此期间虽然会有因为工作做得不好而偷偷躲起来哭过,但是并没有引起特别大的情绪变化,只会促进她思考如何将工作做得更好。

我的"家"

梨花也畅想过未来。如今,她即将步入 30 岁的门槛,随着岁月的流逝,她愈发感受到工作带来的疲惫与压力。因此,她心中萌生了一个计划——在 35 岁那年回到老家,结束为他人打工的日子。

梨花的老家位于遥远的北方,那里的风土人情和气候都与她目前所在的南方截然不同,她想回到比较熟悉的生活环境,过上更加自在、舒适的生活。虽然目前的工作与她的专业方向相关,但她发现自己并不擅长这个领域。

她希望能在老家开一家属于自己的店铺,经营着自己喜欢且压力相对较小的事业。她可以随心所欲地安排自己的工作时间,想要出去旅游时,可以毫无顾忌地关闭店铺,背起行囊踏上旅途,去体验不同城市的风光和人文,结交来自四面八方的朋友,慢慢度过余生。

这是一个美好的畅想,35 岁之前拼搏,35 岁之后拥有一个属于自己的温馨店铺,或者也可以称之为"家"。

想对翻开这本书的读者说什么?

"有什么好抑郁的,让我们一起来 happy"

"我蛮希望在我情绪不太好的时候,能有朋友突然造访。他们不必刻意带我四处游玩,因为这可能有点困难,但是可以带很多好吃的,兴高采烈地闯入我家,笑着对我说:'有什么好抑郁的,让我们一起来 happy',直接把我的情绪带起来。我还养了一只可爱的猫咪,每当我感到不快时,与它的亲密互动总能让我心情好转。"

轻生时，不想听到什么？

"突然想起来有天和恋人聊天，因为我无意间看到了一则网络上的帖子，内容是一位网友在倾诉自己深陷抑郁的困扰，甚至表达了对生命的绝望，想要结束痛苦。在帖子的评论区里，许多人纷纷留言劝慰，其中不乏'你不要怎么怎么样，你想想你还有你的朋友，还有你的父母'之类的言辞。那天我就跟我恋人说，如果是我的话，看到这种评论，我可能并不会被安慰到。如果别人跟我说'想想你的朋友，他们需要你或者怎么样'，我会觉得，我连自己的生命都不想继续了，提朋友的话对我没有任何帮助，但如果朋友出现在我面前，直接展现他对我的作用，或者直接展现我对他的需求，可能还会有点用。"

不要忌讳和痛苦面对面

"每个人都有痛苦，只是分配给我的是一种疾病，或许分配给其他人的是疾病之外的痛苦。人生并不会一帆风顺，在遇到困难时需要找对方法，不要忌讳和你的痛苦面对面，要去克服。即使因为疾病很难控制前进的方向，感到辛苦、疲惫，甚至觉得自己已经没有办法再继续往下走了，也要咬牙挺住，屏住一口气，再努力试试。不要讳疾忌医。要去看医生。"

拒绝 PUA（情感操控），从我做起

"有些人可能会错误地将抑郁归咎于自身，认为自己不够好，遇到事情也认为，因为是'我'，所以才会这样，这种想法是不对的。罹患抑郁的原因很多，可能是原生家庭，可能是环境，也可能是基因遗传，不要一味地归因到自己。确诊抑郁症后最应该做的是及时治疗，就像感冒，得病了就去看医生。还有一点，我陷在情绪里的时候没有办法识别一些像 PUA 一样的东西，如果没有办法识别，那么不管是亲情、友情还是爱情，一旦让你觉得不舒服了，或者很消耗你的情绪和精力，就不要犹豫，果断拒绝，咱们就不要再继续了。"

提前做好人生规划

"需要提前做好人生规划，或者需要在比较早的时候清醒地认识到自己的境况，规划一条适合自己的道路，这样不至于到患病后，自己没有办法医治，家中也不支持治病，让自己处于一个两难的困境。"

好好活下去

"抑郁就像感冒，自己努力一下，再努力一下。学会屏蔽那些让自己感到不舒服的声音，和值得信任的朋友约定好是否可以随时打电话给他，有情况立马联系朋友，如实汇报自己的情况，让朋友开导自己，不要做傻事。按时就医，但是不要和不信任的任何人透露自己的情况。不要诉苦，即使有抑郁症，也不要存在'我是弱势群体，这不行，那不行，别人应该要体谅我'的心态，没有人有义务去体谅别人，但是自己要学会爱自己、学会体谅自己，要好好地活下去。"

尊重他人的选择

"如果有人已经深思熟虑，经过周全的考量，冷静地与朋友交流过自己的想法和所面临的困境，对自己的未来发展也了如指掌，却依旧觉得没有办法活下去，觉得自己这辈子已经值了，我也表示尊重，因为这是你的自由。前提是，这种决定必须是在完全理性、深思熟虑的状态下做出的，而非在疾病思维的干扰或一时的冲动下，做让自己后悔的事情。'我现在自杀，我不会有任何后悔，也不会有任何遗憾'那么我觉得这样的人生也是值得尊重的。"

专家点评 ·····································•

正如访谈者所言,抑郁障碍,尤其重性抑郁障碍抑郁症一直被认为是精神障碍中的"普通感冒",其主要临床特征是躯体、认知和情感症状。抑郁障碍患者除抑郁心境外,伴有相应的进食、睡眠和精力的变化,执行功能和注意力的损害,自我意识和感知的变化。当患者出现对活动的兴趣或愉快感丧失和注意力集中困难时,这些症状会导致其日常生活活动和决策困难。而当这种涉及个体的抑郁障碍没有被识别和治疗时,个人、家庭和社会常会为此付出很大的代价。而对很多抑郁症患者而言,常常存在家庭关系和支持系统问题,同时伴有潜在的自杀风险。

德国精神科医生施耐德(Schneider)曾提出内源性抑郁症(忧郁型抑郁)和反应性抑郁症的概念。第一种内源性抑郁症,其抑郁心境症状直接与患者内部生物学因素有关,如神经递质失调。通常这类患者几乎对所有活动都没有兴趣,有严重快感缺乏、无望和不恰当的内疚症状,需要注意自杀症状。第二种反应性抑郁症主要与患者人格特质或神经症性反应和促发事件有关,又称外源性或环境性抑郁。临床表现症状、体征直接与生活应激事件或其他社会心理因素有关。抑郁的特点包括精神运动速度的减慢、注意力和言语记忆的下降,这些特点也与应激性生活事件有关(如受虐待、失业等),甚至当抑郁处于缓解状态时,上述特征依然存在。因此,对于患者疾病发生、发展中的明确外源性因素需要加以关注、全面评估及合理应对,而治疗中联合心理治疗也显得尤为重要。

该访谈对象有明确的社会应激因素,诊疗中对疾病的正确认知、对系统规范化诊疗的理解及全病程管理、药物不良反应的认识及处理,如何正确地应对停药及更好地加强心理干预等方面均需要予以进一步关注。结合该访谈者的经历,再次提醒我们需要进一步积极加大对抑郁障碍的健康科普宣教,社会及个人均应关注心理健康,做好早识别、早诊断及系统规范治疗,强化医患治疗联盟,落实好疾病的全病程管理。关注疾病的同时,更应该关注社会"人",特别对于反应性抑郁症而言,更需要重视相关个性化的心理支持干预(包括家庭治疗),且相关心理卫生工作者(如心理热线等)的专业能力也有待提升。

(介勇,主任医师)

我好像不可以活得很开心

亲历者简介

性　　别:女

出生年份:1999 年

身　　份:心理学研究生在读

婚姻状况:未婚

病　　程:8 年

确诊年份:2022 年

访谈日期:2024 年 3 月 21 日

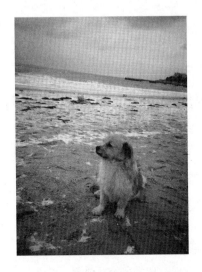

（闪闪最爱的狗狗在海边。）

导读：

　　闪闪的父亲在她很小的时候便去世了，她过了很长时间寄人篱下的生活，这让从小没有了依靠的闪闪非常缺乏安全感。虽然闪闪记不清父亲的相貌，但她心里始终有一个地方是留给父亲的。她不愿意忘记父亲，甚至有时候觉得自己过得太开心也是对父亲的一种背叛。在童年经历的影响下，闪闪渐渐出现失眠、抑郁等症状。长大后，闪闪为了助人，也为了自助，她不断探索如何去理解自己和世界，这也让她有勇气走进精神科就诊。

寄人篱下

7岁那年,妈妈选择出去创业,闪闪不得不跟着爷爷奶奶生活。因为要去镇上上小学,没有地方住,爷爷奶奶将她暂时安置在亲戚家里。在寄住的日子里,孤独常常充斥着她的内心。一次,闪闪在换衣服时,她的表弟无意中掀起帘子,尽管表弟不是故意的,但这让闪闪内心极度缺乏安全感。后来,闪闪又换了一个亲戚家暂住,因为房间不够,她和主人家睡在一张床上,留给她的是床尾的一小块地方。如果闪闪做了让他们不开心的事,就会遭到责骂。

寄住家庭的小男孩总是向他妈妈告状,说闪闪浪费东西、说闪闪又哭了。他们家的饭菜也不太合闪闪胃口,但闪闪也不能多说一句,毕竟她是寄人篱下。这些事情虽小,但在闪闪离开家人的处境下,都会让她感觉到更加不安全和无助。每一次周日晚上被送到寄住家庭,闪闪总是不停地哭,希望能够被奶奶接回家,而不是住在氛围冷冰冰的别人家。

小时候的寄居体验让闪闪非常没有安全感,渐渐地她也会害怕兄弟姐妹对自己不友好,并且脑海里经常出现一些似真似假的攻击画面。小学二年级的一天,她晚上做梦,梦见表哥追着打她,因此她特别害怕表哥。"表哥追着打她"的画面一直在闪闪脑海里挥之不去。还有一个画面是闪闪自己躺在地上,她的妹妹跑过来紧紧掐着她的脖子。时隔这么多年,她不清楚这究竟是她臆想出来的,还是当时确有其事。"我脑子里总是莫名其妙就有了这样的画面,欺负我的人都是我害怕的亲人,现在想想可能有很大一部分都是不真实的,但我小时候相信它是真的。"等闪闪慢慢长大后,她才渐渐放下内心的防备。

矛盾与割裂

闪闪上小学的时候,她察觉到家庭关系日渐紧张。她妈妈和奶奶为了争夺闪闪爸爸的遗产而激烈争吵,她们甚至在闪闪面前相互指责对方。妈妈对闪闪说:"你爷爷奶奶重男轻女,不喜欢你。"奶奶则拉着闪闪讲:"你妈妈拿着你爸爸的钱跑了,要跟别的男人结婚了,她不要你了。"爷爷奶奶经常会给闪闪施加压力,问她更爱妈妈还是爷爷奶奶。当闪闪回答说都喜欢时,爷爷会责骂她,"白眼狼,养你有什么用。"

尽管他们是闪闪最亲的人,但他们之间的冲突让闪闪有种痛苦、矛盾、割裂和被抛弃的感觉。她爱所有的家人,但也目睹家人间彼此厌恶。在这样的家庭环境中,闪闪开始怀疑自己存在的价值,她觉得自己没有活着的意义。为了找到活下去的理由,闪闪经常想象失去父亲的痛苦,并将其放大,她认为这样的痛苦就是她生存的意义。

"她没有爸爸"

上小学的时候,闪闪曾经向她的一个好朋友透露了自己父亲去世的事情。然而,这位朋友和班上的一个非常调皮的男生关系很好,并将闪闪父亲去世的消息告诉了他。当这个男同学得知闪闪父亲去世的消息后,便开始在学校里到处嘲讽谩骂闪闪,说她是"丧门星",这让闪闪感到非常难过。她一方面因为失去了父亲而感到自己不如别人,另一方面也因为自己的好朋友没有保守她的秘密而失望。

当闪闪回家向奶奶诉说这件事时,奶奶告诉她,只要不去招惹那些人,就不会有麻烦。闪闪感到有些无助,她明明才是那个受害者,家人没有支持她反而让她继续忍让。那时候,闪闪非常渴望能够尽快上初中,远离那些让她感到不舒服的人。

每到夜深人静,闪闪一边哭,一边想,"为什么偏偏是我没有爸爸?"为了寻求慰藉,闪闪会假装爸爸的口吻给自己写信,她用爸爸的口吻鼓励自己,告诉自己要加油,一切都会好起来的。闪闪是自己爸爸留在世界上的唯一血脉,她想要活出自己的价值,至少要牢牢把父亲记在心里。

我是多余的

在闪闪小学三年级时,她的妈妈再婚了。那时候妈妈和叔叔(为了和闪闪亲生父亲作区分,下文统称叔叔)每周末还会到镇里接她去城里玩,也会尽量满足闪闪的要求。

因为失去了父亲,闪闪格外在乎妈妈的一举一动。妈妈创业初期非常忙碌,没有足够时间陪伴闪闪,她经常忘记闪闪的生日,也不记得闪闪的饮食习惯,常常因为生意忙碌而失约。后来,闪闪妈妈怀孕了,不能再带她出去玩,闪闪那时候感觉自己非常多余,尤其是妹妹出生后,这种感觉更加强烈。闪闪甚至觉得是自己给大家添麻烦了,如果这个世界没有她,也许大家会更轻松。

"我时刻都觉得自己可能会被家人抛弃,其实他们根本没有这种行动,但我会自己去捕捉他们要抛弃我的细节。"当妹妹问闪闪要不要来"我们家"玩的时候,闪闪感觉很受伤,她会不停地回想和琢磨这句话,"唉,原来他们都不把我当家人。"

叔叔对妹妹管理很严格,给她报了很多补习班。虽然他对闪闪也很大方,每周给还在上小学的闪闪五六十元零花钱,也不会责骂经常打游戏的闪闪,但闪闪始终感觉自己和妹妹不一样,这些小的想法一直在闪闪心里积攒,她经常暗示自己,"这个家庭不需要我,我是为亲生父亲活着的,不可以忘记。"

终于有一天晚上,闪闪在某些情绪的驱使下,打开家门,偷偷跑了出去。她想离家出走,自己养活自己,不再给家人添麻烦。没多久,她就失败了。闪闪刚走,家人就发现不对劲,于是立即招呼周围人出去找寻她。闪闪还没走过一个路口就被抓到了,迎接她的是边哭边揍她的妈妈。

虽然只有短短的一段路,闪闪内心活动却很丰富。一开始,她幻想自己是异国流落民间的公主,只要能跑出去,她就能找到自己的亲生父母,过上被人爱护的日子。跑了一段后,恐惧涌上心头,闪闪心想,算了,就算遇到坏人把我杀了也好,我实在是过得痛苦。这些幻想都是闪闪内心痛苦的反映,她实在太缺乏安全感了。

"后面没有再跑了,但我长大了还是想离家远一点,这里太让我伤心了。"虽然闪闪没有再次离家出走,但她从上大学到读研一直在离家很远的地方,这也许正如她当时所想的——长大后再离家出走。

害怕睡觉

与小学时的寄人篱下不同,闪闪上初中后,一开始在妈妈组建的新家一起生活,但是不舒服的感受还是一直在。闪闪感觉妈妈和叔叔以及刚出生的妹妹才是一家人,自己很不习惯夹在他们中间。为此,闪闪找了个要离学校近的理由,提出想住在学校附近。正好妈妈的店铺离学校很近,就在二楼的员工宿舍留了一间给闪闪,这便成了闪闪新的港湾。

每天中午和晚上,妈妈、叔叔及妹妹会在店里跟闪闪一起吃饭,晚饭后,他们便会回家休息,闪闪自己回店铺楼上睡觉。闪闪很期待妈妈能陪她睡觉,她妈妈也经常答应她晚上一起睡,但总是爽约,初中三年,闪闪几乎都是一个人睡觉。那个时候正是闪闪妈妈创业瓶颈期,她每天都非常焦虑,经常莫名其妙地生气。有时候,妈妈非常生气,莫名其妙地狂敲闪闪的房门,责问她是不是看不起妈妈。当妈妈让闪闪去办一件事情时,如果闪闪没有做好,就会被妈妈骂很久。这让闪闪连生病都不敢告诉妈妈,因为迎接来的很可能是一顿"为什么不照顾好自己"的责骂。"我真的觉得我妈应该去看心理医生。"闪闪觉得当时跟妈妈相处是一件很可怕的事情,越被骂越容易出错,越出错越被骂。

"那时候,妈妈确实很辛苦,但我们的相处模式很糟糕。"闪闪和妈妈很难相互理解,闪闪抱怨妈妈经常不陪伴自己,妈妈则指责闪闪不懂事,不体谅人。最开始闪闪还会失望地躺在床上流泪,后来竟也慢慢习惯了。

闪闪一个人睡在店铺宿舍,每天都很难入睡,"我特别讨厌晚上睡觉,我觉得睡觉前的安静既让人害怕,也总是让我不停地往脑袋里填东西。"闪闪需要把电台打开,这样她才不会感觉孤独,不会在睡前胡思乱想,伴着电台的声响到凌晨2点才能睡着。有时候实在睡不着,闪闪就下楼在街上徘徊一会儿,再回去睡觉。

叛逆是一种止痛药

高中阶段的闪闪生活在孤独和巨大的学习压力中,为了缓解内心的痛苦,她选择了"叛逆"。

闪闪渴望有人陪伴,不管对方是什么样的人,只要能给她一种被需要和被关注的感觉就行,于是她开始尝试网恋。

网恋只是某种程度上提供一种陪伴和安慰,并不能够真正抚慰一个人的心灵。闪闪意识到,这种陪伴更像是一种交易,双方都在满足对方的某种需要。那段时间,闪闪也频繁更换网恋对象,她一直在寻找一个能够给她更久陪伴的人。每天晚上放学回家,闪闪都要通过聊天软件跟网恋对象交流两三个小时。

"这些男的喜欢在网上找十五六岁的小女生,他们能是什么好东西?"闪闪并不会对这些网恋男生寄予厚望,有些男生甚至一开始就动机不纯,这让闪闪感觉非常"恶心"。

网聊陪伴虽然能够暂时缓解孤独和寂寞,但并不能解决根本的问题,闪闪内心并不真正相信这些人会真心陪伴她。

由于高考的巨大压力,闪闪特别讨厌学校,她经常不上晚自习,一个人躲在家里看电影,她的妈妈并不管束她。闪闪数学偏科严重,她也不喜欢写数学作业,每次上课就拿出空白卷子听老师讲,因为学习总成绩一直处于中上游,用她的话讲叫"过得去",老师也睁一只眼闭一只眼,没有过多指责她。

看上去闪闪高中有一些离经叛道的行为,但这又何尝不是她内心痛苦的折射?"如果回到过去,我可能不会再那样做,倒不是要合理化之前的行为,但那时候确实是太痛苦了,这也确实可以暂时让我忘记一些烦恼。"

原来精神科是这样的

大学毕业后,闪闪选择在心理学方面继续深造。一方面,她对心理学科比较感兴趣,也想通过学习拯救自己;另一方面,她知道内心煎熬的感觉,希望以后能帮助到别人。

为了改善睡眠状况,闪闪到学校附近的精神专科医院就诊。这是一次较为敷衍、匆忙的就诊经历,闪闪跟医生表示自己睡眠不好,没有具体展开,医生没有详细问诊便给闪闪开了安眠药。"单吃安眠药没什么用,每天吃完药就像被人打了一闷棍一样,昏昏沉沉地睡着,早上起来还是很累。"服用安眠药确实让闪闪入睡更快了,但睡眠质量和抑郁情绪并没有得到缓解。再加上那个时候是研究生学位论文开题报告阶段,压力很大,闪闪每天都感觉应付不过来,经常在没有人的地方不停地哭。

闪闪研究生实习的时候选择了精神专科医院,这段经历让她获益良多。"实习时看到很多病人,我感觉好像心理生病是很正常的,可以正常生活,也不是没有治愈的可能。"

实习轮转到门诊后,闪闪看到一位阿姨刚开始就诊时状态非常不好,经过一段时间服药治疗后,她的状态明显改善,能够正常生活。这让闪闪对抑郁症的看法有了一些变化,如果是以前,闪闪觉得抑郁症是一种非常可怕的疾病,一辈子也无法摆脱。闪闪渐渐意识到,抑郁症跟其他慢性疾病一样可以向好的方向慢慢改变,并且即使不能完全治愈,与疾病和平相处也是可以接受的。

在病人的身上,闪闪看到了勇气和希望,她换了一家精神专科医院再次就诊,经过一系列问诊和量表测试,闪闪最后诊断为抑郁症。"我做量表的时候,关于自杀部分可能讲得偏重了,导致结果显示为重度抑郁,不过有点偏差是正常的。"虽然闪闪觉得量表结论有些偏差,但她觉得诊断大体还是客观的。于是她开始按照医嘱服用抗抑郁药物,疗效也很明显,"吃完药感觉情绪会好很多,每天都感觉比以前有盼头。"治疗一年多的时间,闪闪的抑郁症状得到了很大的改善,但她偶尔也会不想吃药,可是一旦断药两三天,状态又会开始反复。

我该怎么关心你?

闪闪在犹豫纠结过后,还是决定把自己患抑郁症的事情跟家人祖露。一方面，她认为家人应该分担她的痛苦，因为他们在一定程度上是痛苦的根源；另一方面，她也真心希望能够得到家人的帮助和支持。

闪闪也在积极寻求专业心理机构的帮助，她做了很多次心理咨询，但并没有太多的改善，反而有时候感觉非常沉重，"我感觉不能把我身上这些沉重的东西带给朋友，会给别人带来负担，但我一直掩盖这些，又会因此感到很压抑。"闪闪参加了一个免费心理咨询活动，但心理咨询师是一个新手，在咨询结束后，他对闪闪表示，自从给闪闪做了咨询后，他自己也变得拖延起来。这对闪闪伤害非常大，她觉得自己活着就是在给周围人增加负担，说不定她的朋友们都是这么想的。走出心理咨询室后，闪闪甚至有了自杀的念头，她特别想从楼上跳下去，但又担心砸到无辜的路人、担心房东收不到房租、担心吓到朋友们……在这样极度的痛苦下，闪闪拨通了妈妈的电话求助。妈妈显然有些慌乱，以为闪闪只是遇到伤心事想不开，妈妈在电话那头反而说她更想死，让闪闪不要这样。闪闪听后更加难过，只能不停地哭泣。

那次电话后隔了一段时间，闪闪决定跟妈妈谈清楚。她跟妈妈和叔叔说：自己被诊断抑郁症，目前在服药。她的家人并没有很震惊，也没有特别紧张，只是让她多出去走走放松放松。"他们觉得好像不太正常的人才会这样，还问我为什么会这样？他们想不明白，也不知道抑郁症究竟是啥，态度就像没听到这件事一样。"

家人的这种反应对闪闪而言既开心又难过。"如果我妈特别紧张，我可能会压力更大。"闪闪觉得家人简单的反应至少让自己没有太大的心理负担。但是闪闪也常常会感到孤立无援，"我每次看病都是自己一个人，我的一些病友看病都是父母陪着，帮他拿药，关心他的情绪变化。""或许陪诊并不是唯一一种表达关心的方式，我相信家人也在用其他方式支持我，只是有的时候还是感觉挺孤单的。"

在探索如何与抑郁共处的过程中，来自朋友的理解也发挥了重要的作用。闪闪的一位同学偶然间看到了她的抗抑郁药物。后来与这位同学一起散步的时候提到她自己也在吃抗抑郁的药物，并分享了她的故事。一开始闪闪有些震惊，她之前觉得这位同学是一个积极乐观、热爱生活的人，没想到竟然也有着严重的焦虑抑郁症状。

过去闪闪总是尽力在同学们面前展示积极正向的一面，而现在，闪闪终于可以更真实地向这位同学展现自己，这样的陪伴与支持让闪闪有了更多安全感。"至少有一个人可以让我放心地去分享疾病这个话题，不用刻意地去伪装。"渐渐地，闪闪发现当自己愿意承认患抑郁症这件事后，与很多人都能很自然地聊起这件事，大家的交谈都偏向积极正面，很多人都和自己一样，在努力跨过坎坷。

在所有亲友中，对闪闪帮助最大的是她的男朋友。虽然男朋友不能每次陪她去医院就诊，但在闪闪情绪崩溃的时候，男朋友总是陪伴在她的身边。这让闪闪感受到，即使生活中有很多不确定的因素，至少还有一个人可以依靠。

有时候闪闪因为情绪低落不想去看病，男朋友会主动帮她买药，定时提醒她服药。当闪闪情绪不稳定反复哭泣的时候，男朋友也会努力安慰她。闪闪担心她的疾病会给彼此带来负担，但善解人意的男朋友表示这就是她的一部分，他接纳并愿意一起面对。

不能忘却的父亲

失去父亲对闪闪影响很大，学习如何面对哀伤成了闪闪生活的必修课，痛苦、挣扎、遗忘、执着……不同的选择起起伏伏，共同构成了闪闪与丧父的故事。

闪闪对父亲已经完全没有印象，父亲去世的时候，闪闪太小，还没有记事。但周围人都跟闪闪说，闪闪长得很像她爸爸，他是一个很好的人，如果他还在世，闪闪会很幸福。每当闪闪遇到挫折、感到痛苦的时候，她会一个人坐在房间里通过书信与父亲进行精神沟通，有时候以爸爸的口吻给自己写信，有时候自己给父亲写信。对闪闪而言，父亲并不仅仅是一个精神寄托，更是实实在在一直存在于她的生活中。

"我现在很少和他联系，即使遇到不开心的事，我也不敢跟他说，我在他面前必须是一个非常优秀的女儿，但是我现在做不到，所以我不可以见他。"闪闪现在不太敢和父亲保持精神上的联系，因为她没有实现对父亲的承诺，不想让父亲看到她现在"失败"的样子。

闪闪有时候甚至不想让父亲看到她很开心的样子，开心似乎意味着将父亲"抛之脑后"。闪闪上大学后，远离了令她伤心的地方，投入了崭新的生活，加上她平时性格较为随和，这也让她认识了很多朋友。但她始终觉得自己过得快乐是有问题的，是"对不起爸爸"的，必须让自己再痛苦一些，"如果我过得这么开心，就会把爸爸忘记，爸爸是一个需要我去记住的人，但他似乎在家人的主题里消失了，大家都忘记他了，我再忘记他，爸爸就彻底消失了。"

我还能助人吗？

闪闪报考研究生选择读心理学，最初是兴趣和自助的期望。她经历过挣扎和痛苦，并得到了许多人的帮助。就像是闪闪接纳服用抗抑郁药物一样，这也是学习心理学后带给她的积极变化，她也希望通过学习心理学，将来为他人提供帮助。

但闪闪也有自我怀疑的一方面，不知道自己能否胜任心理咨询师的工作。以前闪闪一直觉得抑郁症不会影响到她的正常学习生活，通过回避和压抑的方式，她能够正常地完成学习生活中的各种任务。但随着她开始寻求方法去直面这个情况后，她不得不去觉察和接纳病情变化带来的影响，产生对于自己在未来的工作中能否控制情绪和应对压力的担忧。

"我觉得这也算是病耻感吧，但不是我觉得我得了抑郁症，所以我很羞耻。而是我觉得这个世界对抑郁症患者有太多偏见，我很担心自己也会被他人指指点点。"同时，闪闪也很担心别人发现她有抑郁症而怀疑她的专业能力。"我一直想当心理老师，因为我喜欢上课、喜欢小朋友，我想带领他们探索自己和世界。但是我会担心，万一哪个家长知道我有抑郁症，会对我的专业能力产生质疑。"因此，闪闪想渐渐把药停掉，这样就不会有人发现她患有抑郁症。是否要继续服药？什么时间才可以彻底脱离药物？不愿意再次看医生该怎么办？这是闪闪正在面临和犹豫的问题，也可能是许多抑郁症患者同样面临的纠结。求医和治愈不单单是走进精神科的那一刻，还包括在这个漫长路途中的每一次唤起的勇气和对自己的拥抱。

当然，患抑郁症对于心理行业从业者而言，未必全是坏事。"人就像一个弹簧，压力砸下来虽然会变形，但只要压力不是难以承受的，我们还是可以恢复如初。"而在与抑郁斗争的过程中，闪闪也能感受到人的心理弹性，并且作为一个抑郁症的亲历者，闪闪对抑郁症的认知比其他人更加真实、接纳程度更高，她也更能共情到同样在抑郁症中挣扎的人。

 专家点评 ┄┄┄┄┄┄┄┄┄┄┄┄┄┄┄┄┄┄┄┄┄┄┄

抑郁症是一种高复发率、高致残率的精神障碍。目前临床上提倡全病程治疗，包括急性期、巩固期和维持期治疗。急性期治疗旨在控制症状，达到临床治愈和功能康复；巩固期治疗旨在维持原治疗方案和药物剂量，防止抑郁复发；维持期治疗旨在预防复发。按照抑郁症

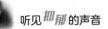

病程发展的特点,遵循规范的减药、停药策略,对改善抑郁症预后尤为重要;尤其对于多次发作的患者来说,在完全缓解后继续服药足够长的时间,能明显降低复发的风险。

不少接受药物治疗的患者,一旦抑郁情绪缓解就很快自行停药,然而不久之后症状又会复现。研究发现,在有过一次发作的抑郁症患者中,50%~85%的人会出现第二次发作。所以单次发作症状缓解后,建议患者继续服药至少6~9个月,以巩固疗效。而在曾有两次发作的患者中,80%~90%的人还将出现第三次发作。针对此类患者,尤其是存在功能损害的患者,需要治疗2年以上。多次复发的患者,药物治疗时间尽可能延长,需要做好可能终身服药的准备。

停药时必须关注日常情绪的稳定性,切忌在重大生活事件发生、情绪波动时结束治疗,也尽量避免在抑郁症好发的冬季停药。在彻底停药之前,需要经过数个月的药物剂量缓慢递减过程,边减量、边观察患者是否会出现病情的反复或者撤药反应。一般药物半衰期越短、使用时间越长、剂量越大、停药速度越快,就越容易出现撤药反应。撤药反应多见焦虑、易怒等情绪变化,以及头晕、恶心、呕吐、震颤、感觉异常、睡眠障碍等不适,通常需要一个月左右才能逐渐减轻和消失。缓慢减量或改为长半衰期的抗抑郁药,能降低撤药综合征的风险。

本例访谈者在停止药物治疗之前,应充分认识到停药存在抑郁症状复发的潜在危险,并和负责诊治的医师探讨如何正确地减停药物,以及复发的迹象与相应治疗计划。诊治医师根据具体情况,提供个性化的建议和指导。完全停药后,其仍应密切注意自己的情绪状态,坚持一段时间的定期观察随访,还可以辅以心理治疗,以确保最大可能安全地停药。

(黄乐萍,主任医师)

从迫切治愈到尝试共存

亲历者简介

性　　别：女

出生年份：1987 年

身　　份：白领

婚姻状况：已婚

病　　程：5 年

确诊年份：2019 年

访谈日期：2023 年 5 月 31 日

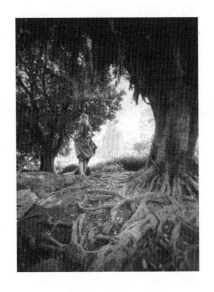

（请给自己时间，未来充满变量及可能性。我们都知道很难，你已经很努力了，再看看吧，以后的自己，是怎么样的人生剧本。）

导读：

当我们第一次见到张心弦时，她一身轻松的运动装束，一件鲜艳跳跃的荧光黄色外套在她的身上，散发着勃勃生机。她是通过互联网得知《听见抑郁的声音》栏目正在寻找愿意分享心声的嘉宾。在新媒体平台上，她与那些同样在抑郁症阴影下挣扎的伙伴们彼此倾诉、相互理解，她深信，通过分享自己的故事，能够为更多在黑暗中摸索的灵魂带来一线光明与希望。

"曲折的人生经历"

心弦的童年沐浴在家庭的温馨与幸福之中，父母尽其所能，为她提供了力所能及的最佳生活。然而，命运的转折点在她高中复读并成功考入大学之后悄然降临。家庭经济的突然下滑迫使她不得不踏上勤工俭学的艰辛道路。她在餐馆里刷碗、洗盆，星沉月落时才疲惫地返回宿舍，这样的生活节奏让她成为宿舍中其他三位家境优越的女生眼中的异类。室友们对她的排挤逐渐升级，甚至在一次争执后，她们将她锁在了门外，并向老师诬告，质疑她的品行。

在这个艰难时期，心弦遭遇了更为严重的打击。学校的教导主任偶然间瞥见了她兼职平面模特时的照片，他以可以申请奖学金的名义作为诱饵，对她进行性骚扰。他暗示只要她不从，一个小小的错误就足以毁掉她的学业。在权力的威胁下，这场精神上的折磨持续了许久，最终在与父深入交谈后，心弦做出了艰难的决定——放弃本科学业，带着未完成的学业和满心的遗憾离开了校园。

这段经历在心弦的心中留下了深刻的烙印，它不仅仅是一段青春的挫折，更是她成长道路上的一次深刻教训。在这段艰难岁月里，她学会了坚韧与自我救赎，这些经历最终塑造了她不屈不挠的性格，也为她未来的人生旅程奠定了坚实的基础。

在结束了大二的学业后，心弦踏入了复杂多变的职场环境。在这里，她不仅遭遇了同事间的尔虞我诈，还卷入了一场债务纠纷的官司。然而，这些职场的磨砺与她接下来遭遇的创伤相比，显得微不足道。

一次商务谈判的晚宴后，心弦的领导悄然离去，留下她一人面对酒精的迷离。在谈判方的两位外国人陪同下，她不慎喝得烂醉如泥。当她从沉醉中苏醒，惊恐地发现自己竟赤身裸体地躺在一张陌生的宾馆床上。那一刻,她的世界仿佛崩塌,内心的恐慌和无助无法言喻。

面对这突如其来的羞辱和背叛,心弦的第一反应是保护她的婚姻。她担心,如果丈夫得知这一切,他们的关系可能就此终结。于是,她选择了沉默,默默地穿好衣服,带着满身的伤痛和耻辱,独自回到了家中。

随着时间的流逝,心弦心中的创伤并未得到愈合。在朋友们的鼓励和支持下,两周后她终于鼓起勇气,走进了警署,希望能够寻求正义。然而,由于缺乏确凿的证据,警方除了给予她同情和安慰,也无法采取进一步的行动。这件事情最终石沉大海,没有得到应有的解决。

这段经历对心弦来说是一次沉痛的人生考验,不仅在她的心灵上留下了难以磨灭的痕迹,也让她对人性和社会的复杂有了更加深刻的认识。在痛苦与挣扎中,心弦学会了坚强和自愈,她的内心逐渐变得更加坚韧,准备迎接未来的挑战。

在经历了职场的风风雨雨后,心弦终于开辟了自己的商业天地。她的事业之路虽然坎坷不平,却也收获了可观的经济效益。然而,在情感的深海中,她的航船却屡屡触礁。她的婚姻,因前夫的赌博恶习、债务累累,以及最终的背叛而走向了终结。离婚后,她的抑郁症状如同被点燃的火药桶,猛烈爆发。

她的前夫,曾是她以为的避风港,却成了让她心碎的刽子手。他的不忠,不仅是对婚姻的背叛,更是对她心灵的摧残。离婚后的日子里,心弦的内心世界仿佛一片荒芜,抑郁的阴霾笼罩着她的每一天。

在这段艰难的时光中,她试图在现任男友的怀抱中寻找慰藉。然而,这段关系并未带来期待中的安宁,反而成为新的战场。两人之间的冲突不断,情感的裂痕日益加深,直至演变成了一场无声的冷战,内心濒临破裂的边缘。

心弦的童年,虽然物质充裕,却缺少那份最珍贵的情感滋养。她的父母，未能理解她内心的挣扎与苦痛，对她曾企图轻生的行为感到不解并责怪。在他们的眼中，她的行为是愚蠢的，却未曾意识到，她所追求的，不过是一份简单的爱与认同。

在亲密关系的世界里，心弦如同一只迷失方向的小鸟，渴望找到可以依靠的枝头。然而，越是渴望，越是绝望。她的心灵在不断的挫折中变得脆弱，甚至陷入了说谎的泥潭，自杀的念头如同幽灵般时不时地在她脑海中徘徊。

这是一个关于痛苦、挣扎与求生欲望的故事。心弦的经历，是对人性脆弱与坚韧的真实写照，是对生活中爱与失落的深刻反思。在这个故事中，我们看到了她如何在逆境中寻找希望的曙光，如何在破碎中重建自我，以及如何在绝望中坚持寻找生命中的那份温暖与光明。

"抑郁症严重危机与尝试自救"

在婚姻的殿堂崩塌之后，心弦的世界也随之失去了色彩。她不仅失去了曾经共筑的爱巢，连同那份曾以为稳定的工作也一并化为泡影。在那段日子里，她仿佛被无形的锁链束缚，不愿踏出房门一步，身体的每一丝力气似乎都被抽离，只留下一副空洞的躯壳。

她独自一人搬离了曾经的共同居所，试图在孤独中寻找新的开始。然而，这个决定似乎只是将她推向了更深的绝境。在一个阳光明媚的工作日清晨，心弦从沉重的梦境中醒来，却发现现实比梦境更加令人窒息。她站在阳台上，望着远方的天际，心中涌现出一种难以言喻的失落感。她回想起自己的婚姻、事业，以及那些未竟的梦想，似乎一切都在告诉她，生活已经无法回到从前。

在那一刻，心弦仿佛被一种无形的力量牵引，她无意识地搭起凳子，机械地爬上去，站在了阳台的边缘。她的意识恍惚，仿佛置身于一个不真实的梦境之中。她坐在那儿，任由思绪缥缈，直到她突然意识到，自己的双腿已经悬空，仿佛下一刻就要踏入另一个世界，开始另一种生活。这个惊险的举动被邻居目睹，他们急忙报警。警察的到来，以及随之而来的一番严肃教育，让心弦从迷茫中惊醒。她意识到，自己正遭受着一场精神上的疾病，这场病正悄然侵蚀着她的生命。

那一次自杀未遂的事件，宛如一道划破夜空的闪电，成了心弦人生的转折点。在深渊的边缘，她终于伸出了求助之手，勇敢地面对那个一直被忽视的自己——那个被抑郁阴霾笼罩的脆弱灵魂。她深知，唯有直面内心深处的恐惧与痛苦，才能找到穿越黑暗的光明之路。

在这场与自我抗争的漫长旅程中，心弦学会了聆听内心的声音，那些在寂静中低语的希望与坚持。她学会了在逆境中寻找生命的火花，在失去中重新编织生活的意义，在破碎中重塑自我。她的内心，逐渐变得坚韧而充满力量。

然而，抑郁症的阴影并未完全散去，它时不时地在心弦的心头徘徊，尤其是在亲密关系遭遇波折时，那些消极的念头便如同潮水般涌来。在抑郁症发作期间，她感到全身无力，仿佛被无形的重压束缚在床上，不愿面对外界的光明。有时候，她会陷入深深的睡眠，长达15个小时以上，仿佛在梦境中能够找到逃避现实的慰藉；而有时，她又辗转反侧，夜不能寐，任由自己被无尽的黑暗吞噬。

在这样的挣扎中，心弦找到了自己的救赎——健身。她将运动视为生命中不可或缺的一部分，几乎占据了她人生五分之一的时间。每当晨曦初现，她都会强迫自己走出家门，踏入健身房，让汗水洗刷心灵的尘埃。在跑步机上奔跑，或是在瑜伽垫上伸展，每一个动作都是对生命的坚持与热爱。她的内心深处，总有一股力量在呼唤，告诉她无论多么艰难，都要坚强地活下去。

心弦的思维总是那么直接，面对抑郁的阴霾，她选择了一条积极寻求解决方案的道路。她深知，要驱散心中的乌云，就必须采取行动。她开始寻找那些能够点燃心灵火花的活动，无论是通过小小的奢侈品犒赏自己，还是在汗水中用运动释放压力，她都全力以赴。同时她更加明白，有时候，向专业的心理咨询师寻求帮助，或是沉浸在心理学书籍的知识海洋中，都是自我疗愈的重要途径。

在自我探索的旅程中，心弦逐渐意识到，她需要的不仅仅是一时的慰藉，而是持续的关怀与指导。于是，她在网络上寻求并找到了一个线上心理咨询平台。她的第一次咨询，是通过电话进行的，这种远程的交流方式，让她在安全的距离中感受到了被理解和支持的温暖，大大减轻了她对心理咨询的顾虑和压力。

随着时间的推移，心弦与一位心理咨询师建立了长期的信任关系。长达四年的时间里，他们通过视频进行咨询，这种方式不仅方便，还能让咨询师细致观察她的表情和肢体语言，从而更深入地理解她的内心世界。每隔两三个月，她们还会安排一次面对面的会谈，这种线下接触方式，让心弦感受到了更加真实的人际交流，也为她的治疗进程增添了一份坚实的保障。

心弦在抑郁症的阴影下，一直坚守着一种信念：她相信自己的意志力足以战胜这无形的敌人。对于精神科的药物治疗，她始终抱有抵触情绪，认为那是对个人力量的一种质疑。然而，就在她孤独地与抑郁搏斗时，网络上的一束光照亮了她的世界。一位同样经历过抑郁症的病友向她伸出了援手，分享了自己的康复经历："我也是抑郁症患者，但经过半年的药物治疗，现在已经好多了。也许你可以尝试看看，给自己一个机会。"

这番真诚的话语像春风一样吹拂过心弦的心田，她开始重新审视自己对药物治疗的看法。经过深思熟虑，她决定放下成见，前往精神专科医院寻求专业的帮助。

在抑郁症的治疗过程中,许多患者和心弦一样,对药物治疗持有疑虑,担心药物的副作用和依赖性。他们倾向于通过运动和自我调节来缓解症状。的确,健康的生活方式和积极的自我管理对于抑郁症的康复有着不可忽视的作用。但科学研究表明,抑郁症患者的大脑神经递质代谢往往存在紊乱,这使得药物治疗成为抑郁症治疗中不可或缺的一环。

在药物的帮助下,患者的神经递质水平得以调整,从而缓解抑郁症状。而在此基础上,结合心理治疗,如认知行为疗法,以及物理治疗,如重复经颅磁刺激和电休克治疗等方法,可以更全面地帮助患者走出抑郁的阴霾,实现真正意义上的康复。

在我国,精神健康服务的供需矛盾日益凸显,这背后是一系列深层次的社会和文化问题。病耻感如同一道无形的壁垒,让许多抑郁症患者选择了沉默和隐忍,他们害怕被贴上标签,害怕被社会误解和排斥。同时,文化适应的压力也让患者难以启齿,他们往往在传统观念和现代生活的压力之间挣扎,不知如何寻求帮助。

医生资源的匮乏和疾病知晓率的不足,进一步加剧了这一困境。在紧急的情绪波动时刻,心理热线电话常常是患者寻求帮助的第一站,然而电话那头的忙音和无人接听的冷漠,无疑是对患者心灵的又一次打击。工作人员的短缺,使得这些心理支持的灯塔无法为每一个需要帮助的灵魂提供及时的指引和慰藉。

社会工作者们,作为这一领域的先锋,一直在为改善这一现状而努力。他们倡导政府和社会各界加大对精神疾病的关注和投入,呼吁加强社区医疗服务体系的建设,以提高患者的就医便利性和治疗效率。他们的愿景是为抑郁症患者创造一个更加友好、更加助力的治疗和康复环境。

"新媒体平台的双刃剑"

在那段被抑郁阴霾笼罩的日子里,心弦的内心充满了孤独与无助。她渴望找到一个出口,一个能够让她的声音被听见的地方。于是,她将目光投向了微博、抖音等新媒体平台,决定在那里开辟自己的一片天地。她创建了账号,开始分享自己与抑郁症斗争的真实故事,希望能够触及那些同样在黑暗中摸索的灵魂。

随着时间的推移,心弦的账号逐渐吸引了一群同样经历着抑郁症折磨的同伴们。他们在评论中交流心得,分享彼此的苦与乐,形成了一个特殊的群体。在这个群体中,心弦找到了共鸣,找到了理解,也找到了力量。她发现,每当她勇敢地讲述自己的经历时,不仅自己的心灵得到了慰藉,那些正在经历相似困境的病友们也仿佛找到了一丝希望的曙光。

心弦的故事,如同一束温暖的阳光,透过云层的缝隙,照亮了那些阴霾密布的日子。她的话语,简单而真挚,让病友们感受到不再孤单。她的经历,充满了坚韧与勇气,激励着他们面对自己的挑战。在这些互动中,心弦也逐渐认识到,分享不仅是一种释放,更是一种力量的传递。她的声音,成为那些在抑郁中挣扎的人们心中的一股暖流。

在新媒体的广阔天地里,心弦不再只是一个与抑郁症斗争的个体,她成了一个群体的代表,一个勇敢的发声者。她的故事,她的坚持和她的希望,通过网络的传播,传递给了每一个需要帮助的人。在这个过程中,心弦的内心也逐渐变得更加强大,她学会了在逆境中寻找力量,学会了在分享中找到自我价值。

在哔哩哔哩(Bilibili, B站)这个充满活力的年轻人文化社区中,心弦找到了一个与众不同的角落。这里,她不再只是一个默默承受抑郁之苦的个体,而是成了一个能够与他人共鸣、分享经验的 UP 主 (Uploader,用户上传者)。每当她发布那些流露出悲伤情绪,甚至带有轻生念头的视频时,B 站的系统不仅没有将她的声音屏蔽,反而给予了温暖的回应:"您的视频不会被下架,但我们注意到了您,这里有一条热线,24 小时有人值守,愿意倾听您的故事。"

在这个平台上,还有一个特别的地方——能量加油站。在这里,心弦找到了慰藉。无论心情多么沉重,只要点击进入,那些充满正能量的视频,尤其是那些幽默搞笑的片段,总能让她的嘴角不自觉地上扬,暂时忘却心中的阴霾。

心弦不仅在 B 站上寻求慰藉,还将其视为获取知识的宝库。正是在这里,她找到了自己的第一位线上心理咨询师,从此开启了她心灵疗愈的旅程。作为一名有着较高知识文化素养的 UP 主,她意识到自己有能力也有责任在网络上传播精神卫生的知识,帮助更多人了解抑郁症,打破误解和偏见。

然而,网络世界的复杂性也让心弦感到忧虑。在抑郁症患者的交流群组中,她目睹了不法之徒利用病友的脆弱进行非法药品销售,甚至有人进行精神操控,利用病友的绝望感进行 PUA(情感操控)。她曾深入调查过一个关注了许多年轻抑郁女孩的账号,发现其背后的动机令人不安。心弦深知,年轻的抑郁症患者往往缺乏足够的判断力,容易将这些操控者视为救命稻草,盲目追随。

因此,心弦在分享自己的故事的同时,也不忘提醒其他病友,要警惕网络中的陷阱。她强调,寻找一个正规可靠的途径去了解抑郁症的知识,去寻求专业的帮助,是走向康复的关键。在这个虚拟的世界里,心弦不仅成了一个分享者,更成了一个守护者,守护着那些在抑郁中挣扎的年轻心灵。

在这个快节奏的时代,人们对于疾病的认识和应对方式也在不断变化。尽管众所周知，生病时应当寻求专业医生的帮助，但在抑郁症患者的世界里，这一常识似乎并不总是被遵循。许多患者更倾向于向那些情感主播、心理主播倾诉心声，寻求心灵的慰藉。这种现象背后的原因何在？首先，这些主播的可及性极高，他们的存在如同随时待命的朋友，为患者提供了极大的便利。再者，与这些主播的交流往往能够迅速触及患者的内心，给予他们最基本的倾诉空间和情感认可。这些主播们，凭借一套精心设计的话术，能够迅速与患者建立起情感联系，提供即时的情绪价值。

随着新媒体的蓬勃发展，一大批自封的情感博主、心理顾问涌现在各大平台上。他们通过视频连线或付费咨询的方式，为那些渴望得到帮助的人们提供指导和建议。然而，由于行业监管的缺失，这些所谓的"心理咨询"服务质量参差不齐。真正的心理治疗，应当由那些经过专业训练、深谙人格发展和行为改变理论的治疗师来执行。这种帮助应当在一个专业的框架内进行，确保其合法性、规范性，并受到行业规范的监督。

在新媒体的世界里，抑郁症的科普和社群活动显得尤为重要。它们需要在人群密集的社交媒体上广泛开展，以便将正确的诊疗知识、有效的解决方案和有力的政策倡导传递给最需要帮助的人群。然而，这种传播方式不可避免地与新媒体的固有特点——信息的碎片化和损耗相交织。新媒体既是治愈的良药，也可能成为加重抑郁的诱因。因此，当抑郁症状初现端倪时，及时寻求正规医疗机构的帮助，进行早期发现和诊断，对于治疗和康复至关重要。

心弦的故事，就是在这样的背景下展开的。她通过新媒体平台找到了与自己心境相呼应的主播，也在这里找到了一丝慰藉。然而，她也逐渐意识到，这种快速的情感慰藉并不能替代专业的治疗。她开始寻找那些真正具备专业资质的心理治疗师，希望能够在科学的引导下，找到走出抑郁的真正路径。在这个过程中，心弦不仅为自己找到了希望，也为其他同样在抑郁中挣扎的人们提供了宝贵的经验和启示。

从迫切治愈到尝试共存

在抑郁症的早期阶段，心弦的内心充满了对治愈的渴望。她坚信，只有彻底摆脱这个疾病，才能重获新生。在她的心中，药物治疗是一种外来的干预，她希望能够凭借自己的意志力战胜抑郁，拒绝依赖任何药物。然而，随着时间的推移，她逐渐意识到，对于抑郁症这样的心理疾病，治疗的过程远比她想象得要复杂。

在经历了数年的探索和学习之后，心弦的观念发生了微妙的转变。她开始理解到，有时候，与其说战胜疾病，不如说是学会与之共存。这种思想与日本的一种心理治疗方法——内观疗法不谋而合。内观疗法鼓励患者接受自己的病情，学会在症状的陪伴下继续生活，寻找与疾病和平相处的方式。

这种对疾病的态度，与传统的治愈观念形成了鲜明的对比。在许多人的心目中，治愈意味着完全摆脱疾病的困扰，不再需要药物的支持，不再受到任何伤害。然而，这样的理解并不全面。对于抑郁症患者来说，如果他们的症状得到了有效控制，社会功能得到了恢复，并且能够保持良好的状态，即便他们需要继续服药以维持疗效，预防复发，也可以被视为一种治愈。

在精神科医生的专业指导下，通过系统的治疗方案，大部分首次发作的抑郁症患者都有可能达到治愈的标准。心弦的故事，是一段关于理解、接受和转变的旅程。她的经历告诉我们，面对抑郁症这样的心理挑战，我们需要的不仅是勇气和决心，更需要开放的心态和科学的治疗。在这个过程中，我们可能会发现，与疾病和平共处，也是一种生活的艺术。

对未来生活的期望

心弦的内心世界，曾是一片对亲密关系和认可的渴望之地。她追求的不仅仅是爱情的温馨，更是那种被人看见、被人关注的感觉。这份执着，源自她内心深处对自己普通身份的不接受。她回忆道："从小，我就给自己塑造了一个形象，一个历经风雨、最终破茧成蝶的女强人。"她笑着补充，"可能是《美少女战士》看多了吧。"

然而，抑郁症的出现，却成为她人生旅途中的一面镜子。在与疾病的抗争中，心弦开始深入探索生活的意义和价值。她在阅读和学习心理学的过程中，逐渐揭开了自我认知的面纱，对人的情绪和行为有了更深刻的理解。她发现，这些知识不仅帮助她理解自己，也让她在商场上更加敏锐地洞察人心，这成为她从抑郁症中意外获得的宝贵财富。

随着时间的推移，心弦对未来生活的期望也在悄然改变。她不再将成为女强人作为自己的终极目标，而是更加珍视那份"平安喜乐"的生活状态。她开始认识到，真正的幸福不在于外界的认可，而在于内心的平和与满足。她学会了欣赏那些平凡而简单的日子，认为那才是生活给予她最美好的礼物。

心弦的故事，是一段自我发现和自我接纳的旅程。她的经历告诉我们，每个人都可能在追求成功的道路上迷失自己，但重要的是能够找到回归内心平静的路。在这个过程中，我们不仅能够找到真正的自我，还能学会在生活的点点滴滴中寻找到属于自己的幸福和喜悦。

想对翻开这本书的读者说什么？

在与抑郁症这场漫长的战斗中，心弦深刻体会到来自家庭，尤其是爱人的支持的重要性。她知道，对于那些在孤独、无助和绝望中挣扎的抑郁症患者来说，家人的理解和支持就像一盏温暖的灯塔，照亮了前行的道路。研究表明，家庭的支持不仅能够增强患者遵循治疗方案的意愿，还能够在情感上给他们提供坚实的后盾，从而显著提升他们的社交能力和整体生活质量。

在心弦的日常生活中，她也感受到了那些非正式系统支持的温暖。她的同事们，那些心思细腻的存在，总能在适当的时候给予她小小的关怀。比如有一次，当她情绪低落时，一位同事轻轻地对她说："下午我们一起去喝杯奶茶吧，补充点糖分，让大脑也快乐起来。"这样简单的话语和行动，却能在她心中激起一圈圈温暖的涟漪。

心弦也逐渐学会了正确看待自己的作为抑郁症患者的高敏感特质。她明白，自己和许多病友一样，拥有敏锐的同理心和共情能力，能够深刻感受到外界的细微变化。有时候，一点点的指责就足以让她内心波澜起伏，自我批评的声音不断。但正是这些敏感的瞬间，也让她拥有了洞察他人情感的天赋，能够捕捉到别人可能忽视的表情和肢体语言的微妙变化。

在阅读《敏感的人：如何面对外界压力》一书后，心弦更加坚信，高度敏感并不是一种负担，而是一种珍贵的天赋。她开始学习如何将这种敏感性融入自己的日常生活和工作中，用它来开拓自己的人际关系，提升工作的质量，创造一个更加多彩和充满爱的世界。

心弦的故事，是一段关于理解、接纳和转化的旅程。她的经历鼓励着每一个抑郁症患者，让他们知道，在这个世界上，总有人愿意伸出援手,总有方法可以将我们的弱点转化为力量。通过学会欣赏和利用自己的敏感性,我们可以在生活的每一个角落找到属于自己的幸福和价值。

 专家点评 ···

心弦的讲述中有很多值得关注和讨论的点:

1. 有没有其他心理疾病共病?

心弦在遭受性骚扰、职场欺凌、身体侵犯等一系列创伤性事件后,她的心理状态显著恶化。我会担心这些创伤会不会触发了创伤后应激障碍(PTSD)。叙述的文字里没有出现闪回、过度警觉、噩梦等PTSD的特征性症状。我们无法做出 PTSD 的诊断,但这确实是一个需要注意的问题:PTSD 和抑郁症常有共病现象。一方面,创伤经历可以诱发或加剧抑郁症;另一方面,抑郁症的个体在面对压力和挑战时,其心理承受力更弱,更难从创伤中恢复,形成恶性循环。

2. 抑郁症的治疗,选择心理治疗还是药物治疗?

抑郁症治疗需要结合生理、心理、社会多维度进行个性化的选择。

个体的思维模式和行为反应,帮助患者识别和调整负面思维,学习应对策略,从而改善情绪和生活质量。它适用于轻中度抑郁症患者,尤其是那些希望探索心理根源、提升自我认知的个体。心理治疗的优势在于促进长期的心理韧性,减少复发可能,但可能需要较长时间才能见效。

药物治疗,如使用抗抑郁药物,能快速调整大脑内化学物质失衡,有效缓解重度抑郁症状。对于病情严重、存在自杀风险或心理治疗效果不佳的患者尤为重要。然而,药物治疗可能伴随副作用,且停药后症状可能复发,需要在医生指导下逐步减量或停药。

从迫切治愈到尝试共存

当然,在必要的情况下,也可以同时接受药物治疗和心理治疗。

3. 能不能在社交媒体上选择心理治疗师?

社交媒体提供信息虽然便捷,但其信息真实性与专业性难辨,通过社交媒体寻找治疗师,可能会接触到非专业人士,影响治疗效果与隐私安全。建议通过医疗机构推荐、专业协会注册名单或专门的心理治疗平台寻找,以确保治疗师资质,保障治疗质量和隐私安全。

(姜玫玫,副主任医师)

面对抑郁，只有自救的时候才有尊严

亲历者简介

性　　别：男

出生年份：1981 年

身　　份：白领

婚姻状况：已婚

病　　程：3 年

确诊年份：2022 年

访谈日期：2023 年 6 月 9 日

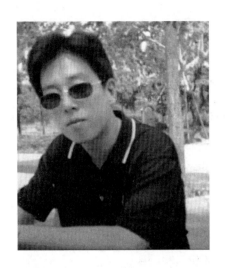

（从这张照片里我自己都不相信现在会是一个抑郁症患者，阳光、爱摄影、爱旅行、热爱生活，这些"标签"很难和"抑郁症"画上等号，但现实已经画上了。张国荣，那么具有舞台表现力，谁会想到！但，事实就是事实！请理解抑郁症，不理解请不要伤害！）

导读：

"我找过很多种方式离开这个世界，哪一个是最体面的，哪一个痛苦最少的。"老谭，在抑郁的折磨中，无数次想过离开，但面对生活、工作和爱的人，他选择了"苟活"。经历了抑郁的起伏波折，老谭感悟良多，他今天敞开心扉、走近我们，还带着一个重要目的——救人。

对于曾经热爱的工作，我突然没有了丝毫热爱

"您好，是李老师吧？"

坐在对面的，是我今天要访谈的一位被诊断为重度抑郁症的患者，他行色匆匆，手上抓满了手机，其中一个手机还在嗷嗷待哺，拼命吸吮着充电宝的"汁水"，他似乎一只眼睛看着我，另一只眼睛盯着手机。说实话，这让我有些不安，因为我不知道他有多少工作需要处理，这可能随时会打断我们的谈话。

"您好，叫我小李就可以。"

我起身和他握手，他很谦虚，腰弯得很低，头都快碰到桌面了。

"非常感谢您对我们这次工作的支持"，简短寒暄之后，我们便很快进入了正题。

"让我们开门见山吧，我很乐意跟你们谈谈我和抑郁症的故事。"老谭非常直爽。

我很喜欢这项工作，过程犹如"开盲盒"，在会谈前我对受访者的背景几乎不知情，包括职业、年龄等最基础的信息，有时甚至包括性别。我面带微笑地凝视着老谭，他40多岁，身材微微发福，上身着蓝白条纹Polo衫，下身着短裤，脚穿运动鞋。戴着白色密不透风的口罩，全程未曾摘下（或许是他不想让我看清他的模样），口罩上方顶着一副全框眼镜。条理清晰、口齿伶俐，怎么看都跟"重度抑郁"这几个字扯不上关系。

"李老师，通过我说话的逻辑，您应该能看出我是一个非常有逻辑性的人"，我理解为什么他不想我把他看成一个"精神病人"，抑或"抑郁"后好了的人？确实，从他接下来的叙述中，我对他的表达能力和思维逻辑不抱任何怀疑。

面对抑郁，只有自救的时候才有尊严

"2022年之前，我从来不会想到我会和'抑郁症'产生任何联系，对于'抑郁症'这三个字，我只是从文字上有表面的理解，患抑郁症的人到底是什么样一种状态，我全然不知，最早听说抑郁症，是从张国荣坠楼事件开始的。"

作为单位的业务一把手，老谭每天需要处理各种烦琐事务，但他兢兢业业、爱岗敬业，"我自觉工作能力尚可，加上三分耐心，大小之事总能大事化小，小事化了，和同事、下属大多数时候能打成一片。"但2022年的"大上海保卫战"，着实让老谭面对这份工作有些力不从心，并且感受到了前所未有的压迫感，其中有工作上的压力，更多的来自人对人的不理解，甚至是无端的指责和谩骂。

"对于这份工作，我突然没有了丝毫的热爱，那些曾经熟悉的身边人，在那段时间里，我感觉他们要撕碎我，吃了我，对于人的信任，在那个时候我产生了深刻的怀疑。"老谭情绪开始激动起来。

老谭总是能高质量完成领导交办的各项任务，回过头来看，虽然那个时候有些任务是超越他的个人能力的。

"累、无力，我想即使我是神也可能难以应对；面对压力，我会选择把自己关在房间里面，有种掩耳盗铃的意味，但关起来并不是办法，上面布置的事情总还是得派下去，下面反馈的困难总得去解决，但问题是怎么解决？领导让你自己想办法，下面的同事说我也没办法，一来二去，时间久了，我自然就成了'问题的仓库'，最后成了'垃圾堆'，甚至'垃圾堆'都不如，现在上海的垃圾清运工作非常规范，到点就有人过来处理，干湿分离，井然有序。以至于那段时间，我觉得我的办公室哪哪都是脏的、乱的，看哪哪都不顺眼。面对家人，我开始无端指责，对妻子和孩子也是各种谩骂、发脾气。那个时候，我知道，我应该是生病了，可能生的是一种叫作抑郁症的病。"老谭一顿疯狂输出，脖子上的青筋若隐若现，他是愤怒的。

离开这个世界，对于那时的我来说是一个愿望

老谭说他从来不讳疾忌医，在最无助岁月的某个深夜里，他躺在床上拿起手机，搜索抑郁时，便对自己就是个抑郁症患者已经深信不疑。

"但我不能就医，一是那个时候找不到就医的资源，二是找不到就医的意义。"对于前者我能够理解，但找不到就医的意义我提出了不解。

"我也曾想过，一旦我拿到了抑郁症的医学诊断就去找领导谈，我想休息，领导也大概率可能批我病假。但我的脑海中一直回旋着一个声音：你必须挺住，你不挺住，你就是一个逃兵，你就是一个窝囊废，你就是一个 loser（失败者）。"

连续奋战多日后已然疲惫不堪的老谭做着疯狂的思想斗争——"武汉是这么过来的，我们也会像那座英雄的城市一样，也会走过来，但事实是我不知道这场噩梦什么时候能够醒来，最后工作中所有坏的情绪，我一股脑儿地全部砸向了妻儿，狠狠地砸去。"

家里除了妻儿，还有一位年逾八旬的老母亲，老谭自然没法向妈妈开炮，"反而我特别渴望一个温暖的怀抱，想象着自己如同迷途羔羊回到妈妈身边，虽然委屈但也幸福。"但男儿羞涩，终究没能向母亲开口。父亲过早离世，是老谭一生中最大的遗憾，那段时间，他时常想象如果父亲健在该有多好，"我想他会拍着我的肩膀，安慰我，'有我在，我会站在你的身旁。'"老谭深深地低下了头，双手伏在桌面，随后上身开始颤抖，40 多岁的老谭哭得像个委屈的孩子。

"去找父亲，是我在那段艰难岁月里，经常萌生的念头。"白天，老谭拖着疲倦的身体，尚能勉强执行各种命令，闲下来却会不经意地回

头看看身后,渴望爸爸出现。

"夜晚,我常常蒙面轻声诉泣,想去找父亲,但终不能如愿,对,离开这个世界,去另一个世界,对于那时的我来说是一个愿望。但我终究没有让自己如愿。"

是怕死吗?不是。

"人们常说,死都不怕还怕什么?大概说这话的人真的还没有痛苦到我们这种田地,但要具体问我怕什么,其实我也不一定能说出个子丑寅卯。"或许是对事业的不甘心,或许是对家人的不舍,我这样猜测着。

时间来到 2022 年 8 月,在苦熬了 100 多天后,老谭没能治愈自己,转而把自己扔进了精神科医生的诊室,这成为他抑郁症治疗的重要转折点。

"那是一种莫名其妙的冲动",老谭描述着自己就诊那天的经历,"因为在此之前,我未曾计划甚至潜意识里都没想过要去找精神科医生,生活中我做事、说话极具条理,不会做出冲动之举,但就在那天我的双脚鬼使神差地扯着我的脑子,一路大踏步地走到了离单位不远的精神卫生中心。"

那是一个烈日当空的午后,大地被炙烤得滚烫,马路上除了穿梭的车辆和外卖小哥,几乎不见行人踪影。或许是天气太热,候诊室的病人也寥寥无几,几位病人眼神呆滞,步履蹒跚。

"坐定后,我就有点后悔来到这个鬼地方。"候诊室不大,除了广播叫号,没有第二种声音。三分钟后,老谭被唤进最里面的一间诊室。

"坐在我对面的是一位年轻的医生,他问我哪里不好,我如实讲了讲近况,过程不长,大概 10 分钟,主要是他在听,我在讲。"老谭原本以为他会被塞进一个精密的仪器里,头顶、心脏连接各种线束,甚至会使用催眠术让他悠然睡去。

"事实是我想多了，诊室异常简陋，和别的科室的诊室没有任何两样。没有验血、没有影像，甚至连心理量表都没有，医生就给了我一个还不错的成绩单——'重度抑郁、中度焦虑'"。面对老谭前面的哭泣和突然的幽默，让我一时丈二和尚摸不着头脑。

　　能拿到这个"成绩"，老谭说他一点也不意外，甚至平静得心如止水。"考试"结束后，老谭拿着"成绩单"转身出门，没忘跟医生说一声"谢谢"。

　　当老谭的双脚刚出诊室门的一刻，年轻医生又把他叫了回来，"他问了我一个非常专业的问题——你有没有觉得活着没意思，甚至想自杀的冲动和做法？"听了医生的提问，老谭一下子怔住了，"我回头看看他，他也在托着腮审视着我。医生从我的眼神中似乎读出了一丝悲伤，便主动起身关门，让我重新坐下，他坐回自己的座位，用手轻轻地拍了拍我的肩膀，沉默了一会'说点什么吧'。"

　　说点什么呢，老谭深吸一口气。

　　"我想去另一个世界找父亲。"

　　年轻医生面不改色，继续追问，"经常想还是偶然想？最后一次想是什么时候？想过用什么方式？"

　　老谭一五一十地回答。随之医生的表情变得凝重起来，当老谭准备继续往下说的时候，被医生打断了。

　　"你的情况有几分严重，我想……住院治疗会对你更好……"年轻医生对自己刚才差点放走一个高危抑郁症患者有点后背发凉，但他绝不会给自己一个再犯错的机会。

　　"不，我想你可能会有些误解，我现在没有一丝想死的想法，更何况，我还有很多工作，住院目前肯定住不了。"老谭似乎意识到将要发生什么，他急于澄清。

　　年轻医生没有听他的解释，从椅子上跳了起来，直接拿起办公桌上的座机,拨通了病房的电话,忙着给老谭约床位。

"还好,天助我也,那天所有床位全满,塞不下我,也没有给这位'庸医'可乘之机。"在跟门诊医生一再确认自己现在没有自杀想法之后,门诊医生留下了老谭爱人的手机号码,并叮嘱他按规律服药。

他嘴里满口答应,心里却怒火难平。这一次,老谭毫不犹豫地夺门而出,直接冲出了医院的大门,此刻内心再也不能平静。

"我辜负了那位医生的好意,对于药物我到现在依然拒绝。心病需要心药医,我承认我是一名抑郁症患者,但我没办法让自己接受服药。心灵的救赎是我自己的功课,如果药物能够解决所有问题,那心理治疗的意义又何在?"老谭对自己滴水不漏的解释深信不疑,他看着我,渴望我对他这套"完美"逻辑的认可。

我原来脆弱到如此不堪一击

回家之后,老谭把自己关进房间,拉上窗帘,烈日依然当空,但情绪跌入了低谷。"我原本以为我会坚强、坦然地面对一切,现在看来我完全高估了自己。"曾经内心的涓涓细流如今变成了洪水猛兽,冲垮了老谭心灵的最后一道防线。

"我原来脆弱到如此不堪一击。"

不知躺了多久,天色早已变暗。听到妻子在客厅里"踢踢踏踏"的拖鞋声,老谭内心怒火中烧。"正当我准备冲出去破口大骂的时候,还好我抑制住了自己的情绪。我把头埋进被子里,深深地埋住。"

想起下午发生的一切,老谭心有余悸。"我不知道医生是否拨打了她的电话,我也不知道她是否在盘算着配合医生如何把我送进医院。"那一刻,老谭像打翻了花瓶的孩子,委屈、无助、恐惧一股脑儿袭来。

由于睡得太久,老谭醒来时,天色早就暗了下来,脑袋昏沉,"我蹑手蹑脚地打开房门,妻子正在儿子房间辅导作业,桌上留好了菜,她见我出来,赶紧给我盛饭,随后又脚步轻盈地匆匆回到儿子房间。"回想着刚才差点对妻子的无端指责,老谭面露惭愧,妻子精心准备的一桌家常便饭,此刻的老谭吃起来却味同嚼蜡。吃着吃着,泪水不禁在眼眶打转。

一向温文尔雅、做起事来慢条斯理的老谭,想到刚才差点爆发的冲突开始后怕。

"以前经常和老婆孩子起冲突吗?"

"偶尔。"老谭不假思索,"但现在变得家常便饭,孩子刚上初中,似懂非懂,这样下去孩子的心情也会因我的影响而变坏。"面对刚上初一、即将进入叛逆期的儿子,老谭想过离开家里住一段时间,但"又怕不好,如果真的离开了,又打破了家庭的平衡。"

"老婆呢?"

"她很体谅我,但是她也无奈,毕竟她是正常人,你让她完全理解我,关心我,包容我,做不到。"对于老谭莫名其妙和三番五次地发脾气,妻子努力包容,但显然老谭并不买账。"那是一段非常痛苦的过程,很想回家,又怕回家。"

幽默健谈、热爱生活、有情趣……老谭用一连串的词汇形容自己生病前的模样。"但如果我今天在公众场合跟任何人说我有这样一个毛病,他们肯定会惊掉下巴的。"

为了继续维持自己的形象,证明自己不是一个无能的人,老谭把"一个月的病假单"悄悄塞进了床头的书籍中,翌日天亮后准时出现在了工作岗位上。

"如果没有出现,会怎样?"

"立马给你贴个标签,不负责任,这个时候提出这样的要求有点太过分了。"

"您对自己的要求还是很高的。"我带着狐疑的语气,希望他把问题指向自己。

"没办法,毕竟是工作的责任所在,职业道德所在,我是一个有底线、有社会责任的人。"

"都那么难受了,没想过跟领导提出换个岗?"

"枪打出头鸟,与其自找没趣,我不如去买彩票。"谈及自己的工作状态,老谭显得非常孤独,他打了一个比较形象的比方:

"我的工作某种程度上来说,是靠天吃饭的,我们像海员一样,我带领一船人出海,万一有天狂风骤雨,我是不能轻易弃船的,即使要弃船,我也是最后一个,这就是我的责任。"

从基层兢兢业业干起来的老谭,直到走向单位的重要岗位,他对自己成绩的取得显得胸有成竹与理所当然。看着对面的老谭,我想他或许为自己能走上"高位"庆幸过,自豪过,但当下心里却犯着嘀咕。

无官一身轻,老谭跟我交流过程中多次提及,他肩上的担子太重了。"我觉得我没有自我,真的没有自我,现在变得过一天算一天,以前还有些理想,现在没有了,更别说自尊了,自尊,只有在自救的时候才有自尊。"

老谭口中的自救方式,是指寻求专业的咨询师。

"心理咨询的效果如何?"

"尝试找过两次心理咨询师,但效果不好。我一直认为世界上没有真正的感同身受,不可能的,就如同世界上没有两片完全相同的树叶。怎么会有温暖,没有寒风刺骨已经很好了。"听到老谭对我们这个行业咨询师的失望印象,我面露尴尬的表情,虽然想努力隐藏,但大概还是没藏住。

随后他补充道:"不是我恭维您,在今天此刻之前,您是最温暖我的,让我心里面有一股暖流经过。"

面对老谭突然的"恭维",我诚惶诚恐。但可以确定的是,在这样的环境里,我们做得最正确的事情就是倾听,无条件地倾听和接纳,这或许正是"咨询师们"需要反思和作为助人者存在的意义。

"其实我还是蛮遗憾的。"老谭似乎又想起了什么。"我是一个挺懂心理的人,我以前帮助过很多人,但自己走到今天这一步,太难过了……"

老谭讲了一大段他助人的经历,穿插着"马斯洛"五层次需求理论,和弗洛伊德关于梦的解析,引经据典,我正在对他的理论功底和实践技巧投出赞许的眼光时,老谭一句话就像冷水浇灭了我听故事的热情,也浇灭了他自己心中的火。

老谭说:"沼泽,我陷入了精神的沼泽,太难过。"

我们陷入了沉默。

"如果这个时候,父亲拍着我的肩膀说,我在你身后,就够了,别的也不要了,就一句话就够了。"老谭再次湿了眼眶。

"在最困难的时候,我想过去见天堂的父亲。"此刻,他像极了祥林嫂,翻来覆去地讲着讲了很多遍的话。"他是那种比较开明的父亲,虽然是老三届的知青,但在那个年代,他能通过看报纸了解资讯,把我带到那时候还是很偏远的锦江乐园。"

他确实像祥林嫂,但他说除了在这儿讲,他没有地方去讲。

"我找过很多种方式离开这个世界,哪一个是最体面的,哪一个痛苦最少的。"

"哪一种比较合适?"

"没有,哪有又体面又痛苦少的,算了,还是继续再苟活一段时间吧。"

老谭"苟活"了多久我不得而知,但他今天走进我们,还带着一个重要目的——救人。

"我今天想做一回菩萨,我想通过我的事例,去救更多这样的人。"老谭的话铿锵有力,透露着真诚和伟大。

"虽然这个世界上没有真正的感同身受,大多数人都是'别人的事头顶过,自己的事穿心过',未经他人苦,莫劝他人善,虽然我们没有经历过相同的事,但我们好在经历了类似的苦。"

"你最想对得了抑郁症的人说点什么?"老谭说得有点抽象,我试图让他谈谈自己的切身感受。

"第一,及时就医。第二,聪明地、勇敢地面对。"老谭还是说得很有概括性。

"请具体讲讲。"

"不要避讳就医,抑郁就是抑郁,身体会生病,心理也会生病,这没有什么可奇怪的,知道自己抑郁了,你就要选择'武器'来应对。当然武器有药物,有心理治疗,还有家人的支持。"

老谭没有用药,我再追着问,就自讨没趣了,毕竟他有一套"自成体系"的合理逻辑。

"第二点呢?"

"一定要聪明且勇敢地面对,毕竟这是隐私。生病是自己的事,如果你无视世俗的眼光,那你可以将自己的病情公之于众,但杀人诛心,不要碰得头破血流。"

叮铃铃,老谭的手机铃声再次响起,这是他接的第……好几个电话了。处理事情果断、有魄力,挂完电话又耷拉着头。

老谭的辛苦,或许只有他自己知道,在一边处理繁杂工作事务的过程中,一边进行着我们的对话。及时切换,成为他的抑郁生活能同步的重要技能。

老谭的抑郁之路还要走多久? 他会在什么时候复发? 在和老谭握手言别后,我陷入了深思……

专家点评 ···

　　抑郁症的核心症状是心境低落、兴趣和愉快感丧失，最严重的后果是自杀。实际在临床上可以混合多种多样的发病形式，如焦虑、冲动冒险行为、易激惹、躯体不适、敏感多疑、人际关系紧张、物质滥用，等等。可以和焦虑症、人格障碍、酒依赖、吸毒成瘾等问题共病，容易误诊漏诊。老谭目前最主要的症状是抑郁，这一点毋庸置疑，但是是否还存在更复杂的问题，还需要远期观察。

　　在会谈过程中，我们可以感受到老谭对自己、家庭、工作、病情的认识存在大量的负性认知，如："面对抑郁，只有自救的时候才有尊严""如果药物能够解决所有问题，那心理治疗的意义又何在？"既冲动就医，但又不接受治疗建议，他会歪曲自己对事件的解释，用极端对立思维、非黑即白的模式、灾难化的预测未来，否定自己的积极面，一时冲动等方式，去认识和解决问题。

　　老谭的抑郁症状是明确存在的，精神科门诊评估的结果是重度抑郁，达到了需要药物治疗甚至是住院的程度。但老谭没有听从医生的建议，他希望自己去探索发病的原因，寻找摆脱抑郁的方法。轻度抑郁患者常常会用一些非药物的手段来调节自己的情绪，如保持充足休息、向人倾诉、体育锻炼、培养兴趣爱好，等等，这些确实能够让自己慢慢好起来。但是中重度抑郁患者需要更加专业的帮助，治疗过程包括：患者、家属和医生一起建立共同的治疗目标，确定适宜的治疗场所，制定治疗方案，全面和定期的评估，根据治疗效果及时修订治疗方案，以及健康教育，预防复发，等等。希望老谭能够正确认识自己的病情，找到正确的治疗方向，早日摆脱抑郁困扰。

（史泊海，副主任医师）

105

面对抑郁，只有自救的时候才有尊严

自杀是因为希望被拯救

<table>
<tr><td rowspan="7">亲历者简介</td></tr>
</table>

性　　别	女
出生年份	1999 年
身　　份	研究生在读
婚姻状况	未婚
病　　程	2.5 年
确诊年份	2021 年
访谈日期	2023 年 5 月 12 日

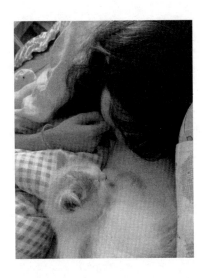

(生病后,养了一只刚出生的猫,从喂奶开始全身心照料它,同时疗愈了自己,每天清晨痛哭的时候猫都在我枕边睡觉。手腕上的伤痕是发作时候自己划伤的。那时候家里人拍下了这张照片。)

导读:

姜姜曾提到,小时候的自己,在面对父亲的喜怒无常,面对家庭的压抑氛围时,希望母亲能够成为一个拯救者,将自己救离父亲身边。但是,姜姜没有等到,母亲成为另一位"加害者",同样令姜姜感到恐惧。而如今,生病的姜姜找到了自己的"拯救者"——自杀,因为自杀可以达到小时候的自己无论如何也达不到的目标,令父母能够理解姜姜,走进姜姜。

"小时候的家就像定时炸弹，
不知道什么时候就会爆炸"

姜姜的抑郁可以追溯到小时候的家庭环境和学校环境。六七岁时的那场暴雨令她至今难以忘怀。

姜姜小学时是由校车接送，一般会送到离家20分钟路程的地方，再由家长接回家。那天放学，暴雨突如其来，她没有带伞，父亲骑着车来接姜姜，但是不知什么原因，也没有带雨伞。同学小欣的外婆见状，便将伞递给了姜姜，因为同在一个小区，彼此之间也熟识。故事至此可以算是一个好心人借伞事件，至多发展为两个小孩之间友谊的升华，或是两家人之间情感的加深，但姜姜父亲的反应让这件事反向成为她心中难以抹灭的阴影。

父亲在姜姜向小欣以及小欣外婆道谢、看着他们离开后，突然勃然大怒，不明缘由地责骂姜姜，严禁她用雨伞遮雨。在漫天的雨幕中，姜姜背着书包，拿着本可以遮雨的雨伞，茫然无措地跟着父亲，雨水混合着委屈恐惧的泪水打在她颤抖的心脏上。她不知道自己做错了什么，也不知道父亲为什么突然这么愤怒。

回到小区，父亲惩罚姜姜站在暴雨中的小区门口，等待小欣和小欣外婆，将伞还给她们，之后才能回家。于是，透过雨水和泪水勉强能看清的那个高大背影也消失了，天地间似乎只剩下了幼小的她。

让人很不可思议，也很愤怒、心疼，但诸如此类的事情每天都在上演——撕毁姜姜的作业本，只因为那天他心情不好，任由她第二天独自面对老师的批评和指责，面对同学因为她有这样一个父亲而露出的讨厌、鄙夷的眼神。

小时候的家充满了压抑的气氛，给姜姜的童年布满了阴影。"爸爸非常喜怒无常,他觉得我是他的女儿,所以我就要无条件地满足他的任何要求。正是因为他这样的脾气,小时候的家总是死气沉沉的,像有一颗定时炸弹,不知道什么时候就爆炸了。我还这么小,却要时时刻刻提防炸弹爆炸,每天都处在高度紧张的状态里。"

由于工作的原因,姜姜的母亲在她小时候并没有和她住在一起。直到姜姜小学五六年级时,母亲才与他们团聚。因此,她在五六岁到十岁期间,都在遭受父亲的"折磨"。在这段艰难时期,她非常渴望得到拯救,期待母亲能成为她生命里一位英勇的拯救者,帮助她脱离父亲的阴影。然而,当母亲真正来到她身边时,她却发现母亲也成了阴影的一部分。

一天早上,母亲买了一个五块钱的煎饼作为姜姜的早餐,但她那天身体不适,胃口不佳,便将煎饼留在了桌上。到了中午,母亲看到一口未动的煎饼后,突然大发雷霆,不断摔打着房间内的物品,她感受到母亲的手掌打在她身上的疼痛,她非常害怕,也非常委屈,将自己反锁在房间里哭泣,这是她第一次锁上房门,而母亲还在一门之隔的客厅大发脾气,质问她为什么不吃。

姜姜父母的情绪都不稳定,经常无缘无故发火,并将情绪发泄在她身上。这种不稳定的家庭环境和父母的情绪波动,给她的成长带来了深刻的负面影响。

除此之外,姜姜的校园生活也遭遇到暴力行为。由于牙齿长得不是很整齐,她经常在学校里遭受同学们的嘲笑和欺凌,尤其是男同学,他们不仅给她起侮辱性的外号,而且会在她参加跑步比赛时,大声嘲讽、喝倒彩,甚至将教室里她的个人物品随意乱扔,有时还会把她的作业本扔进垃圾桶。这种欺凌行为并非偶尔发生,而是从小学一直持续到初中,姜姜不清楚原因,但她一直遭受着周围人的恶意。

我只是状态差，不是病了

2021年3月，姜姜被诊断为抑郁症。最初，她只是在一家综合医院的心理科进行咨询，当被告知患有抑郁症时，她不愿相信，她不认为自己的情况已经糟糕到发展为疾病的程度了。但仅仅过了两个礼拜，她的脑中就不受控地浮现了自杀的想法，无可奈何下，她只能去上海市精神卫生中心进行进一步的评估。医生诊断为伴有精神病性症状的重度抑郁发作，建议立即安排住院治疗。当时的姜姜还是不相信自己患有抑郁症，即使已经住院，也坚决要求出院。在与院方沟通并签署了一份强制出院知情同意书之后，她如愿结束了大约一周的住院治疗。

姜姜内心深处不愿意将自己和抑郁症联系在一起，她知道自己的身体状态很差，也知道需要寻求医生的专业帮助，但是仍旧不愿承认患上了抑郁症，抵触住院治疗，抵触吃药，固执地认为自己只是需要心理咨询这类辅助治疗就可以调整好身体状态。

在去综合性医院心理科咨询前，姜姜其实已经经历了长达半年无法正常学习和生活的状态。当时她正处于大学本科的最后一年，正是毕业和找工作的关键时期，但那时的身体状态已经不足以支撑她到学校完成相关学业，故而那一年几乎处于休学的状态。

为了更准确地呈现当时的状态，姜姜回忆了部分细节，"哪怕仅仅是走在路上，我都会不由自主地想死，很想很想，这种死亡的想法无处不在，不断地干扰我，导致我根本没有办法做任何事情。而且在那段时间，我待在自己的房间里也会很清晰地听到隔壁房间爸妈在讨论我的情况，我是后来才知道，那就是幻听。"

她顿了一下，似乎在梳理情绪，"生活中的各种事情总是莫名其妙

自杀是因为希望被拯救

就发生了,我不知道为什么,很痛苦。"这也是姜姜去心理科咨询的原因,她觉得自己不太正常,需要心理咨询师的帮助,但又觉得自己只是有点焦虑或者只是暂时性的状态不好,当时的她根本没有将疾病考虑在内,因而医生的诊断远远超出了她的心理预期。

即便到了现在,姜姜仍然对自己患有抑郁症持怀疑态度。尽管如此,她已经开始尝试接受自己所经历的各种症状,包括需要服用药物的事实。带着点不确定性,她给自己的这种坚持作出了解释,"或许坚信自己没有问题也是疾病的症状之一。"

浓厚的"恶意"

抑郁似乎拖慢了姜姜进入人生新阶段的进程。常理而言,香港的研究生生涯为期一年,一年后就可以顺利毕业,在香港找一份工作。但她第一学年仅上了约三个月,后续不得不因为抑郁而中断,她觉得周围的同学都对她怀有极大的恶意,不愿意和她进行同组的学习和工作。最初或许尚可压制,还能坐在教室中维持一位学生该有的姿态,但当这种想法愈演愈烈后,她连坐在教室里都没有办法做到,即使后期学校安排姜姜以网课的形式学习,隔绝了和同学的相处,但周围的"恶意"仍然侵蚀着她。

无奈之下,姜姜只能选择休学,但情况不仅未曾改善,甚至越来越糟,以至于她因尝试自杀而被迫住院治疗。休学后,姜姜尝试重返校园,但至今(访谈时)仍未完成学业,"我希望今年能够成功入学,明年成功毕业,将自己的人生推向下一阶段。"

在情绪最糟糕的时候,姜姜感受到的恶意不仅来自同学,还来自同事和领导,甚至父母的朋友。在访谈的过程中,她也穿插讲述了几段并不愉快的经历。

姜姜在本科毕业后,有过一段时间的工作经历,但由于严重的情绪问题,只能在工作五六天后离职。后续只断断续续做过一些短期工作。她的自残行为曾让当时的领导戒备万分,公司同事也无法与其建立信任关系。

父母曾向同事透露过她因抑郁症休学的情况,同事们的反应令她感到不舒服,尽管他们可能是出于无意。同事们会当面询问,"原来你得了抑郁症,抑郁是什么情况?""我看你爸爸妈妈对你也挺好的,怎么会得抑郁呢?"可能同事们是出于普通的好奇,但是那时候的姜姜会觉得他们正戴着有色眼镜在看她。

可能是药物开始起效,现在,她已经不太会认为外界对她抱有这么大的恶意。即使确实存在别人戴着有色眼镜和她相处,她也能接受这个事实,因为每个人都有权利表达自己的看法,同时自己也有权利选择不去过分在意他们的看法。虽然姜姜并未完全释然,但至少在理智的时候,她能够让自己这样想。

姜姜有时会提醒自己,过度关注和纠结于一件事情,或者过分在意别人的看法,也是病态思维的表现。这种想法的转变部分源于姜姜男朋友的妈妈(以下统称阿姨),她是一位心理咨询师。当时姜姜对家人非常抵触,所以每周的复诊,都是阿姨开车带她去。在去复诊的路上,以及复诊完一起吃饭的时候,阿姨会给她做心理疏导,平时也会用各种方法开导她、鼓励她,帮助她转移病态的注意力。

"她们在我放弃生命时,给了我一点点活下去的理由"

在生病的这段时间,有三个人对姜姜十分重要,闺蜜、男友和男友的母亲,他们无条件的支持给了她很大的力量。在抑郁期间,她并不信任任何人,包括闺蜜和男朋友,但是他们仍然给了她毫无保留的信任。

在提到男朋友和闺蜜时,我相信她一定会为拥有他们而感到幸运和开心,"凌晨3点,我特别想去黄浦江边看江水,他们会毫不犹豫地赶到我身边,也不问什么,直接带我去看;有时候我特别想要某样东西,哭着吵着向闺蜜要,她会给我买,这种很无理的要求,她还是会满足我,我知道朋友间是不会这样无条件地满足这些要求的。他们这样做,是因为我生病了,我需要这样的支持和关怀。"

闺蜜对她的正向支持不止这些,她们之间还拥有更深的羁绊。姜姜在经历了MECT(改良电休克治疗)后,发现自己丧失了许多重要的记忆片段。原本她并没有意识到这一点,直到在和闺蜜聊天时,她发现两人的记忆出现了差异,而缺失的记忆分布在生活的点点滴滴中,不断地告诉她,她遗忘了很多事情,"我甚至不记得自己曾经记住过这些事情。"

她完全不记得过节时和闺蜜一起在家吃火锅的情景,但是那张溢满快乐的照片和母亲的承认,无不在告诉她,那段快乐时光在她不知情的情况下,悄无声息地遗落在了记忆长河中。她遗忘了曾和闺蜜共同约定的独属于两人的暗号,因而在闺蜜说出那个暗号时,她没有做出应有的反应。她忘记了曾陪着闺蜜一起理发,还惊讶于闺蜜来探望住院的她时那头短发,其实闺蜜的发型还是她指导着理发师剪的。

明明是两个人的记忆,却只有一个人记得时,记得的那个人会不会失落?应该是失落的,但当姜姜问她们,"你们会不会觉得我很陌生,会不会对我疏远?"她们的回答是否定的,她们告诉姜姜,她们可以放弃那些失去的记忆,共同创造新的回忆,她们不会因为她的记忆缺失而觉得她变得陌生。

这些来自身边朋友的支持和爱,给了姜姜巨大的动力和温暖。虽然这些温暖可能并不能完全驱散她内心的痛苦,但它们确实在姜姜想要放弃生命的时候,给了她一点点坚持下去的理由。这些来自亲近之人的关怀,成为她在艰难时刻中的一线希望和力量。

姜姜和阿姨是通过男朋友认识的,但是她和阿姨之间的关系并未随着与男朋友的分手而断裂。阿姨对姜姜的关心和指导一直持续到现在,在她的生命中扮演着不可或缺的重要角色。

在她最艰难的时期,曾极度绝望,"每天除了想死也想不到别的事情",但阿姨用她独特的方式,帮助姜姜度过了那段时光。阿姨没有劝导,没有说大道理,只是陪伴在她身边,但给了她一项任务,以此转移她的注意力。这项任务和阿姨的工作没有任何关联,只是为了让姜姜在这样一个特殊的时期能有事情做,尽量不要放任脑海中的那些胡思乱想和危险的念头。身为抑郁症患者,姜姜很清楚,在病情发作的时候,讲道理是根本听不进去的。

阿姨给姜姜的任务是翻译一份大约一百页的英文机器使用手册。作为在中国香港求学的学生,尽管生病,但她的语言能力并未丧失。阿姨并没有给她限定一个明确的完成时间,而是让她在翻译过程中保持沟通,及时反馈进展。阿姨也不会一味地夸赞她做得好,而是会给予指导,指出需要改进的地方。

这样的互动,让姜姜感到阿姨对自己的关心,而当时的自己也确实认为帮到了阿姨,自己的工作是有意义的。尽管现在她意识到这份翻译工作对阿姨来说可能并不那么重要,但在当时,给了姜姜一种可以回报他人的感觉,"我也有能力帮助别人,我并不是没有用的。"

"我虽然生病了,但是我还是有我存在的意义,而别人仅仅是告诉我这一点,我是不会相信的,因为我当时生病了。阿姨用她的方式,让我感受到了她想传达给我的意思。"这很重要,对于姜姜而言,生病期间,需要的不仅仅是言语上的安慰,更希望通过实际行动来证明自己的价值。

"你的东西我们肯定会给你照顾好"

姜姜对她的家人一直采取回避的态度,或者说她对家人抱有怨恨。她在家庭的正向支持方面体验并不多。然而,家人在某些情况下还是会给予她支持。比如,尽管家人一直不喜欢猫、狗,不让她养宠物,但在姜姜生病后,他们同意了她养猫、养狗的请求。在她住院治疗期间,以及后来前往中国香港求学时期,家人都无条件地爱着并照顾着姜姜的宠物。

家人平时可能对自己都舍不得做 X 线检查,但宠物生病时,他们不仅会带它们去宠物医院进行全面检查,还不惜花费数千元购买全套医疗服务,即便可能不用管它们,它们自己拉几天,或者买点药,也就好了。姜姜曾对此感到疑惑,询问过母亲为何愿意花费如此之多,母亲的回答是,因为它们是属于她的宝贝,如果他们没有照顾好,她不知道会闹成什么样子。

我曾出于好奇询问过姜姜,"家人帮助照顾宠物是因为想要补偿吗?"她否认了,"不是,大概是出于对我个人财产的尊重。"因为她有很强烈的物品归属感,她会很明显地察觉到某样东西是自己的还是别人的。如果家人使用了她的物品或动了她的东西,比如床铺,她会非常难受。这是姜姜从小的观念:自己的东西是自己的,别人的东西是别人的,一旦某样东西给了她,这样东西就完全属于她了,而不会因为东西是别人给的,其所有权仍然属于别人。所以,在姜姜的观念中,宠物是她的东西,家人照顾它们是对她的尊重,而不是爱的体现。

SEN——照进黑暗的那束光

香港的学校给予了姜姜温柔的包容。香港有一个特殊的机制——SEN(特殊教育需求,special educational needs),它为学习上存在一些困难并需要特殊教育的学生提供支持,其中包括精神障碍。它需要香港医院开具证明,证明该学生是需要被作为 SEN 学生来接纳,还需要医院和学校进行沟通和确认,对接完成后,这位学生才会被正式纳入 SEN 学生的行列。

作为 SEN 学生,姜姜会从 SEN 部门获得一份个性化的调整清单,这份清单详细列出了她所需的特殊支持和便利:需要教授和助教提供额外的指导,例如作业、考试时的特殊安排,需要 1 个人或者少数几个人一起考试,而不是和很多同学一起;课业的特殊安排,部分课业需要额外的时间来完成,等等。

SEN 部门会将这份清单上的所有需求整理清楚,并在得到姜姜的同意后,将这份清单以邮件的形式发送给每一位任课教授,告知他们姜姜需要特别关照,或许在授课的过程中还可能额外出现一些其他问题。教授们可以根据这份清单为姜姜提供相应的调整和支持。

SEN 学生的入学要求和其他学生一样,只是会根据学生的情况提供一些学业上的便利。目前,姜姜并不需要去学校上课,因为她情绪上的剧烈波动,无端流泪,以及可能会在课堂上失控的情况,学校专门提供了在线课程,并允许她与教授进行远程沟通。

当被问及 SEN 机制是否会导致她觉得自己被特殊对待,从而产生负面的心理或想法时,姜姜坦然承认了,确实存在这类想法,也会有病耻感,觉得自己和其他人不一样,但她觉得这些糟糕的想法是由于疾病本身,并不是由 SEN 机制引起的。而且"她和其他人不一样"其

117

实是客观存在的事实，SEN 机制仅仅是一个好用的工具，尽管它会将姜姜的特殊情况告知教授，面对了解情况的教授她可能会感到压力。

除了学校，学生和老师也给予了姜姜极大的支持。他们对抑郁症抱有极大的包容和理解。在她因自杀住院而无法完成小组合作任务时，学院会通知小组成员"姜姜由于身体情况无法完成合作"的信息，但不会透露具体原因。虽然由于她自杀是室友联系的救护车，周围同学可能也了解什么是"由于身体情况无法完成合作"。

在那个学期中（一个学期 8 个星期），姜姜有 5 个星期都在住院治疗，这导致她无法参与小组作业。在这种情况下，她的小组成员也很照顾她，承担了额外的工作量，如果有必须她参与的任务，他们也会将最简单的部分分配给她。

老师们在了解到姜姜因身体原因可能无法参与某些社会活动时，也会为她提供替代方案。例如，当她的情绪状态不允许参与讨论时，老师们会接受她的提议，将原本需要团队合作的作业内容调整为她可以独立完成的形式。

除此之外，姜姜也曾受到专业的社会工作者帮助，他们都接受过心理学的专业培训。他们和周围人对姜姜的关心和支持，是她与因抑郁而不自主产生的消极心态对抗的重要因素。

自杀是因为希望被拯救

姜姜有过 4 次自杀的行为，均为过度服药，往往身边有多少药就吃多少药，每次被送往医院都是因为情况紧急而被急救。姜姜在计划自杀前，情绪可能会突然变得非常低落，觉得一切都不可能好转。事后她也会与社工、心理咨询师进行沟通，接受疏导，但是她未曾从计划自杀前的记忆中寻找到可能导致情绪低落的原因，情绪是在某一个瞬间突然变得不可控的。这也是医生建议姜姜长期住院治疗的原因之一，可以更好地监控和处理她的情绪波动，以及可能出现的危机。

姜姜也分析过自己痛苦的原因。这些痛苦往往源自一些看似微不足道的小事，比如回家后鞋子没有摆放整齐而受到母亲的批评，或者上班本就疲惫，下班在饭桌上被父亲抽烟的烟雾熏得不适，还要忍受他的责备。这些小事会触发她对过往所有委屈的回忆，小时候的压抑、委屈、恐惧等全部从心底泛起，占据她的心神，让她感到痛苦和绝望，甚至想要结束生命。

姜姜坦言，她相信很大一部分抑郁的朋友是和自己一样的，自杀并非想要结束生命，而是想要被拯救。因为她坚信，如果自己自杀，肯定会有人来救她，她会被无条件救自己的人送到医院，尤其是她非常信任的警察和医生。姜姜认为，这些人会无条件地救助她，朋友、家人或恋人可能会因为各种原因离她而去，但警察和医生不会。为何如此坚信，一部分原因是她每次服药都会向信任的人透露，确保有人在她不省人事时能够通知她的家人或朋友，从而获得救助。"所以我当时自杀的原因其实是想要被拯救。"

姜姜想要获得的不仅仅是警察和医生的拯救，还希望获得更多的拯救，她希望得到更多的解脱、更多的来自父母的关注和爱。在此之前，甚至生病之初，父母对姜姜的精神状态完全不知情，也不理解，在经历了一些事情后，他们才开始逐渐理解她。于是，姜姜将自杀作为父母走近她的"加速器"，或者过度服药这一行为可以加速自己被拯救的过程。"我不仅可以获得解脱的感受，也可以获得拯救，我知道这是错误的，但这种想法是生病中的我不能控制的。"

姜姜提到，小时候的自己，在面对父亲的喜怒无常，面对家庭的压抑氛围时，希望母亲能够成为一个拯救者，将自己救离父亲身边。但是，她没有等到，母亲成为了另一位"加害者"，同样令她感到恐惧。而如今,生病的姜姜找到了自己的"拯救者"——自杀,因为自杀可以达到小时候的自己无论如何也达不到的目标,令父母能够理解她、走进她。

"这样会不会让身边的人认为,你在利用死亡?"我很担心,万一引发反效果,会不会让姜姜跌落至更深的深渊。

"不会,但我确实也曾经经历过。"那是很久之前的记忆,姜姜还仅有 14 岁。那时,因为她严重的抑郁症状,学校的心理老师和父亲有过面对面的交流,但是她的父亲当时并不以为意,将原因归咎为,"你在蜜罐子里活久了"。

类似的事情放在十年后,也就是现在,身边几乎没有人再有如父亲当初那样的观点了。姜姜认为这和年龄有关。当一个人处于青少年时期,外界可能会怀疑他们利用抑郁症作为逃避考试或者其他事情的借口。但随着年龄的增长,尤其成年后,无论是父母、朋友,还是学校老师、心理咨询师,这样的声音已经很少了。可能是因为她身边的环境已经改变,不同于当时,周围的人对抑郁症有了更深刻的理解和认识。也可能是她的年龄让父母不再认为她是因为懒惰或逃避责任而装病。姜姜认为他人对抑郁的看法很大程度上取决于生病者的身份、地位和年龄。

"你要学会勇敢地接触别人,别人才会关心你"

除了之前提到的闺蜜、男友、阿姨,姜姜遇到了很多关心、爱护、支持她的人,这些人成为她抵抗抑郁的一部分能量。虽然她工作合同期满后没有和公司续约,但是姜姜非常感谢当时的 leader(领导),因为当时 leader 给了她活下去的勇气。她在那段时间情绪非常低落,经常会在上班期间用刀划手,leader 给了她非常自由的空间。公司正常上下班时间是八九点到晚上七八点,但是 leader 允许姜姜因为早上太累而十点或者十一点上班,因为情绪低落而三点下班,一周也只用去上班三天。"在病情比较严重期间,遇到这样的人可以支持你活很久。"

姜姜大学本科老师也是一位这样的人,毕业后原本以为不会再有交集,但是老师一直在关心姜姜,约她出来吃饭、见面。她知道,他们一直在关心自己,闺蜜、男友、阿姨、家人、领导、大学老师……"这些点点滴滴的事情在不断地滋润我的心,让我从非常绝望中慢慢往好了走。虽然没有完全走到最好,但至少已经从完完全全的抑郁变成了有一些好的地方,至少从非常想死慢慢变得不是非常想死。"

身边有这么关心和支持的人存在,对于抑郁的朋友很重要,他们可以成为抑郁朋友活下去的力量,至少可以支撑抑郁朋友走一段路。"但是如果让我去和其他生病的人说,我肯定不会告诉他们,'这些人对你很重要'。我觉得最重要的是去接触别人,只有接触了别人,别人才会关心你。如果我不去接触闺蜜,不去接触 leader,不去接触老师,而是把自己封闭在自己的世界里,他们根本没有空间来关心我、来爱我。如果我没有迈出自己的第一步,我其实很难收获到别人对我们关心与爱;如果我没有迈出自己的第一步,别人又怎么能帮助我,其实自己才是最重要的。"

姜姜强调,对于生病的人来说,第一要勇敢地去接触别人,第二当别人关心你的时候,请不要拒绝,要学会接受。可能有时候他们的关心方式不太恰当,毕竟不是专业人士,如果让你感到不舒服,你也可以勇敢地表达出"你现在的关心方式让我觉得难受"。不要勉强自己接受所有的东西,抑郁的一部分原因是太勉强、太委屈自己了。勇敢地鼓励自己走出去,不一定非要社交,而是不要把自己锁在一个别人都碰不到你的地方。同时,也多关心自己,把自己当作生命的中心,不要太委屈自己,慢慢地就会有很多人来到你的身边。

以下是一次续访谈。基于对文稿真实性和隐私性等的尊重,我们会将整理好的文稿返还给受访者,邀请他们提出宝贵的修改意见。姜姜给了我一个惊喜,"我毕业了,你们想不想为这个故事写上结局?"这是第一位也是唯一一位主动询问我们是否需要续写她结局的受访者。我很开心,她愿意告诉我们结局,意味着她的人生已经翻开了新的一页,她在向着阳光奔跑。

"这是我第一次主动拨打报警电话自救"

在上一次访谈结束后,姜姜再一次踏进了住院部的大门。与之前不同的是,她在预感到自己即将失控、如果不及时采取行动、很可能会伤害自己时,她并没有像以往那样向亲友发出求救信号,再由亲友报警,而是毫不犹豫地直接拨打了报警电话。

这个转变预示着她的生活将迎来新的篇章——一个更加积极、健康的未来。

我想在这期间一定发生了一些深刻的经历,让她产生了这种转变。如果能探究清楚,或许对正走在这条路上、尚在迷茫的人有所帮助,"这应该是你第一次自己主动报警,是什么样的契机促使你拿起手机,拨下了那三个数字?"

"药物,"姜姜很肯定,"是我长期服用的药物在最后的关头帮助了我。以前的我是察觉不到情绪开始低落的,任凭自己低着低着,就把自己送进医院了。但这次,我是有觉知的,我能感觉到在我情绪突然低下去的时候,药物把我的情绪往上抬了抬。我不想让不好的事情发生,最有效的方式就是报警。"

由于这次姜姜积极主动地自救,医生在经过评估后认为,她可以在家人的陪伴下居家治疗。因为自杀是这类疾病的特征之一,而她具备强烈的自救意识和有效应对的能力。家人在得知她的消息后，立即从内地赶到香港，接她出院，陪伴她度过了这一段艰难的时间。

"院长给我写了一封长信"

第一次主动拨打报警电话自救，只是姜姜病情转好的序曲，真正为她注入信心的，是她在一门最关键且极具挑战性的课程中取得的令她自己都意外的优异成绩。该课程由她所在学院的院长亲自执鞭，其重要性不言而喻。

原本，这门课程应在新生入学的第一年9月份启动，因为姜姜的休学经历，她不得不与比她年长、阅历更为丰富的同学们一同学习。姜姜并未被他们的光芒所掩盖，反而展现出了惊人的能力和才华。她的出色表现赢得了院长的高度认可，甚至亲自为她撰写了一封长达数页的信件。

在信中，院长不仅盛赞了她独立完成报告的能力以及她所撰写报告的质量，还特别提到了她在课堂上的积极表现。这份报告原本应是小组作业，涉及复杂的程序处理、繁琐的数据分析以及严谨的报告撰写，难度极大。在她的认知中，能在这门课程中达到合格已属不易，但由于病情只能独立完成的作业质量并不比同学合作完成得差，甚至更胜一筹。

同时，考虑到她的身体状况，院长还体贴地建议，如果课程压力过大，她可以选择不参加考试，而是将成绩全部基于平时的四次作业来评定。但她并未选择这条相对轻松的道路，而是坚定选择参加考试。

我不由得猜测姜姜这么选择的原因，"选择走和其他人一样的道路，是为了证明自己吗？"

"不是，"姜姜思考了一瞬，"只是想知道自己到底行不行。那个时候,我缺乏自信,总是怀疑在同等条件下,我做不到其他人能做到的。所以,我想要尝试一下,在不接受 SEN 这个身份带来的便利下,能否完成课业。毕竟,离开学校后,面临的是和其他人同样的挑战和机遇,不可能永远享受特殊待遇。即便尝试后发现不行,也没关系,因为离毕业还有一段时间。"

最终,姜姜的尝试取得了令人惊喜的成果。她不仅顺利完成了课程,还获得了 A－的成绩。这在全班乃至全学院都是极为罕见的高分。潜藏的自信心在这一刻缓慢回归,她意识到,虽然自己仍未完全康复,但学习能力并未因此受损,之前的不自信可能更多地源于疾病。

"多给自己一点信心,你可以做得更好"

上一门课程 A－的成绩给姜姜另一门核心课的学习增添了不少信心。这门课程的教学模式独具匠心,彻底颠覆了传统的教学框架,摒弃了单调的授课和应试模式。学生们需先自主观看教学视频进行预习,这些视频内容为基础水准且难度适中,可以为后续的学习奠定基础。真正的挑战和考验在于课堂上的互动环节。

为了全面考验学生的创新思维、团队协作素养、沟通技巧等综合能力,教授采取了随机分组的方式,为学生们布置了一系列富有挑战性的团队合作任务。例如,给每组分配意大利面、胶带等材料,要求学生利用这些工具设计出能够支撑起一颗棉花糖的结构,并追求达到尽可能的高度。这不仅需要学生们发挥想象力,还需要他们在实际操作中不断尝试、调整,直至找到最佳方案。教授会仔细观察学生们在课堂上的即时表现,并据此给出公正的评分。

除了团队合作任务外,课程中的另一部分评分来源于学生向教授提出的问题。与传统的授课方式不同,教授并不会主动向学生提问,而是就学生提出的问题深入讨论,根据问题的质量和学生在讨论过程中的表现来评分。

对于姜姜而言,写作业并不是什么难事,但社交本就是她焦虑的根源之一。因此,每次参加教授的随堂考验都需要莫大的勇气。但令姜姜意外的是,她在这门课程中取得了整个研究生生涯中最高的成绩——A。在中国香港的教育体系中,A级的殊荣并不会考虑参加学生的人数比例,按照前百分之几给定,而是需要学生在考试、课堂表现、小组合作以及六次作业等多个方面均达到近乎满分的程度。

"取得这样的成绩,首先要归功于治疗和药物的作用,"姜姜回忆了一下我发给她校对的文稿,"其次,就像你前面写的,'迈出去'同样重要,无论是'迈出去'接触别人,还是'迈出去'参加随堂考验,不要在尝试之前就怀疑自己做不到。相反,很多时候你是可以做到的,只是疾病让你怀疑自己做不到而已。你的能力不会因为生了一场病就消失了,所以,多给自己一点信心,你可以做得更好。"

"要拥有自救的希望啊!"姜姜不由得感慨,同时也在鼓励正在看这本书的你,"拥有希望才可以慢慢捡回原本就属于你的东西。你可能会因为疾病而失去诸如正常的毕业时间、跟别人交流的勇气,你或许也会因此而焦虑和恐惧,但请不要逼自己太紧,慢慢走,你会走到你原本应该在的位置。"

"我从她身上看到了自己"

如果说两门核心课程优异的成绩让姜姜重拾信心,那么接下来她以助人者的身份与室友的相遇,则让她和从前的自己达成了部分和解,虽然在这一过程中她也曾愤怒过、委屈过、失望过。

125

"她对这个世界一无所知"

室友是姜姜在香港租房子时住主卧的朋友。去年圣诞节前后,姜姜因为课程安排再次回到了香港。因为姜姜住在客厅,室友出门她几乎都可以察觉。那几天,房间里除了她自己的活动痕迹外,几乎没有其他动静,"她们大概都回家了吧?"考虑到正值假期,学生回家才是常态,她是因病延迟学业,为了能够早点毕业,学校才允许她在这段时间内上课。

所以当某一天突然看到室友出门,姜姜才特别惊讶,室友存在感弱得仿佛整个房间"查无此人"。她语带惊奇地回忆,"一个人怎么可能这么长时间都不和外界接触? 这已经不是宅了,我待在家里是因为刚考完试想先打几把游戏放松一下,而且我也会出门。她简直像长在了卧室,即便不和现实的朋友接触,多少也得有点动静吧?"

出于一位曾有过相似经历的病友的敏锐,姜姜开始观察这位室友,她很担心室友的心理状态。她发现,室友除了每天出门拿一次外卖和扔垃圾外,毫无动静。

几天后,姜姜抓住了室友出门的唯一机会,"你怎么还不回家?"

"因为我妈妈不让我回家。"这个不同寻常的回答让姜姜隐隐觉得不对劲。她顺着话题聊下去,室友的回答简直颠覆了姜姜以往的认知。

"不聊不知道,一聊吓一跳。她和这个世界是分割开的,她被完完全全地隔绝在自己痛苦的世界里了,她对外界一点感知都没有。她不知道学校有食堂,不知道学校可以买水果,不知道我们住的楼下有吃的,不知道哪里有超市,甚至不知道什么是高铁,不知道去学校可以坐公共交通……她对这个世界一无所知。她所有的认知都停留在当年她父母送她来中国香港,帮她把房子等事情办好的时候。但我们聊的时候,她都已经快毕业了,不应该是这个样子的。"

或许是为了表达她当时得知这些事情时的震惊,也或许是看到了我脸上的讶然,姜姜接下来又提了几件让她觉得很不可思议的事情。在熟识后,她注意到室友的衣服总是那两件替换着穿,不禁好奇,"这么热的天穿加绒的卫衣,你真的不热吗?"

"热,但是我没有其他衣服了。"有了之前的经验,姜姜并不完全相信这句话。然而,当打开衣柜,看到塞得满满当当差点往下掉的衣服时,她还是震惊不已:三十几条牛仔裤,二三十件 T 恤,十几双散乱的袜子,还有不少卫衣和正装,全都堆塞到一起,很多吊牌都尚未摘下。

面对这些衣物,室友却表现得一脸茫然,"她不知道她有这些衣服,即使她几乎 24 小时都待在房间里,而这些衣服和她仅隔了一个柜门!"

不仅如此,室友的卧室已经半年没有打扫过了,"她不知道卧室是需要打扫的",姜姜带着一种无可奈何的叹息诉说着室友的种种不可思议的想法和行为。

姜姜实在看不下去了,"我帮你收拾一下,你给我拿一块抹布。她说她没有,但是你知道吗?我整理完卧室,从她柜子里翻出来十几条全新的抹布。"

我很沉默,我不知道该如何评价这些事情,突然想到姜姜之前带着难以想象又极其肯定的语气说的一句,"她对这个世界一无所知"。我在心里闪过一个极其不专业的念头,"或许她对她的房间也一无所知",但紧接着是更加沉重的心情。

后来姜姜也深入了解过究竟是什么样的环境才塑造了室友如此的认知,但涉及隐私,她没有权利公布这些事情,只是表明了,她们小时候的经历极其相似。过去十几年室友一直过着这样的生活,家庭教育便是"你只要学习就够了,不需要做其他任何的事情"。

一个不到 20 岁的孩子，常识匮乏又独自在外求学，生活如此糟糕，父母似乎也认为这样的状态并没有什么问题，几乎无法想象她的精神和心理状态。果不其然，姜姜也提到了很多这个孩子的一些异常的行为。

其实第一次进入室友房间的时候，姜姜还吓了一跳，地上散落着大量的头发，全是她焦虑的时候拔下来的，头两侧的头发已经被她拔完了，指甲也已经被她啃得只剩一点点。她的作息还非常紊乱，晚上失眠，早上嗜睡，连因为上课特地定的闹铃都听不见，即使闹铃已经响了近 2 小时。这也让其他室友苦不堪言，闹铃声严重侵扰了她们的睡眠时间。因为室友为了能听到铃声，往往会设置最高音量，一堵墙显然无法阻挡声音的传播。她能准时上课全依赖于家人打的越洋电话，每当有早课的时候，父母会准时打电话喊她起床。

"她连句谢谢都没有"

姜姜原本并不打算深入介入，因为她自己也是个病人，而且最开始她觉得问题也不算严重。她只是计划引导室友认识到，拔头发、睡不着这些行为是不正常的，劝说室友去看医生，听从医生的建议。但随着交流的深入，她逐渐意识到室友的状态其实很糟糕，而且对医生、咨询师乃至学校都抱有极度的不信任。

我不禁感到好奇，"因为她的情况很严重，所以你想要帮助她？"

"她很痛苦，我不希望身边的人这么痛苦，"姜姜的语气略带心疼，"她一直被家人驱使着往前走，她对我说，'我真的努力不动了，我要撑不住了'。小孩太可怜了，我不希望她未来的人生也这么可怜，我希望她能过得好一点，所以想要帮帮她。"

姜姜有一个优势，她曾经历过相似的痛苦和挣扎，所以在情感上更加敏感，更懂得如何把握言语的分寸，知道哪些话能恰到好处地给予帮助,而不会造成过度的伤害。"说得太轻可能无法起到作用,而说得过重又可能让对方跳楼,只有那些亲身经历过的人,他们的话语才更具说服力。"因为担忧一些不合时宜的行为和话语可能会伤害室友,也为了寻求专业人士的帮助,她将整个助人过程坦诚地和阿姨分享过。

截至访谈时,姜姜也还和室友保持着联系,竭尽所能地提供帮助。在她的耐心陪伴和引导下,室友也逐渐意识到自己的问题,最终鼓起勇气前往医院就诊。最终的诊断结果是:抑郁、焦虑、强迫等多种症状并存,且病情严重到了医生建议住院的程度。然而,她的父母却坚决反对她接受治疗,更不允许她服用任何药物,这使得治疗计划被迫中止。

这是姜姜父母和室友父母的区别之一,姜姜的父母非常认可科学和医疗,相信每一位医生和专家,他们非常肯定绝对不能私自停药,这种对孩子坚定的支持是室友所没有的。这在后来姜姜与自己和解,与童年和解,与父母和解中起到了一定的促进作用。

不过,令人欣慰的是,在姜姜持续地关心和帮助下,室友的情况在逐渐好转。其实,在这漫长的过程中,姜姜也曾感到过愤怒和委屈。由于室友过去鲜少与人交往,她并不懂得如何表达自己的感激之情。因此在很长的一段时间内,姜姜一直以为是自己在单方面付出。

"在她最痛苦的那段时间,我每天和她说四五个小时,说得口干舌燥,但她只是说'跟你聊完,我又感觉好多了',没有一句感谢,所以我才会那么生气。"

姜姜在这一过程中遭遇的不理解的事情和难受的情绪,都会与阿姨或者家人讨论,他们在背后给予了她很大的支持。某次讨论后,阿姨分析道:"她很难表达感激,很大程度上与她的家庭教育有关。父母是这样的父母,所以她是这样的孩子,像块石头一样,不懂感恩,也因此她很难和别人建立深厚的联系，因为没人会一直单方面付出。你也还没成长到可以在帮助她的同时保持自己本心的境界，所以在投入大量情感、时间、精力后，没看见她明显好转，甚至连一声'谢谢'都没听到时，才会如此失望和愤怒。如果你无法接受，可以退回到最初的距离。"姜姜拒绝了，她还是放不下室友。

阿姨也肯定了姜姜助人的成效，"你现在已经让这块石头慢慢懂得和别人接触、懂得感恩了，已经做得非常好了。你现在教给她的，原本应该是她父母需要做的事情。短短几个月是很难把她欠的近20年的东西补上的。既然你于心不忍，不愿放弃，那你就要学会接受她的不懂感恩。"

在阿姨的分析和开导下，姜姜回忆了和室友相处的细节，虽然目前还未曾听到她的一句"谢谢"，但她现在已经会主动问"要不要一起喝奶茶"。"这个举动很小，却是她成长过程中一个巨大的里程碑式的进步，相当于从马里亚纳海沟到喜马拉雅的距离。我确实在带她慢慢变好。"

"她现在像个人样了"

"你觉得你带给她最大的帮助是什么？"

"最大的帮助，我想，大概是引导她'走出去'，逐渐变得'正常'。你还记得吗？刚开始的时候，她几乎完全与世隔绝。现在，她知道学校里有食堂和超市，知道学校水果比外面便宜，知道楼下除了麦当劳还有其他用餐选择，知道根据自己的经济状况选择更经济的出行方式，而不是花300块，仅仅是为了面个试。"

姜姜顿了顿，继续道："她也知道了，如果自己撑不住，其实可以让自己休息一下，知道了人是要多出去走一走的，知道了别人如果帮助了'我'，'我'是需要感谢的，她之前对感恩的理解仅限于她妈妈教导的'如果你帮了别人，他们必须回报你'……她现在像个人样了。"她的语气带着点欣慰，也带着点骄傲。

室友从前几乎不出门，也不和其他室友交流，只是窝在自己的房间里。所以，姜姜尝试着邀请她去香港的一些地方走走看看时，她才发现，"原来世界是这个样子的"。

听到这里，我心中也不禁涌起一股淡淡的酸楚，一个人究竟要封闭自己到何种程度，才会有如此的感慨？姜姜所做的，不仅仅是带她走出房门，更是走出心门。

一天，姜姜带着她去了深圳，这是她第一次去，我想，在这段时间里，她一定经历了许多个"第一次"——第一次在校园内买水果，第一次在香港游玩，第一次和人谈心……这些经历，正在逐渐加深她和世界的联系，也让她逐渐对世界有了重新的认识。

走在路上，室友突然转头，"谢谢你。"

姜姜很疑惑，也很惊讶，"为什么要谢我？"

室友看着前方，语气有点忧伤，也带着点恍然，"那天在公交车上，隔着玻璃看着窗外，我突然意识到，以前我观察世界的时候也总是隔着一层玻璃，模糊而遥远。是你让我发现了，原来外面的世界是这样的。我以前觉得自己可能有些问题，但不知道是什么，也是你让我知道的。"

如果没有姜姜，室友的情况大概会继续恶化下去。姜姜是"从最底端慢慢爬，最后自己爬出来的人"，相较其他人，她有着更高的敏锐性，也更能共情，无疑是目前室友身边最能帮助她的人。

问题的出现是一个漫长而不可逆的过程

姜姜在帮助室友的过程中也成长了很多，尤其是在和父母的亲密关系方面。她们有着相似的童年经历，而这份相似的经历造成了她们

131

如今糟糕的情况。在帮助室友梳理家庭问题和家庭关系时,她总是能隐隐从中看到自己的影子,她能感觉到对父母的怨和恨在慢慢消解,或许将来的某一天能够完全和解。

或许也正是因为这份相似,她更加明白了自己为什么会变成这样,父母的哪些行为对自己造成了影响。孩子在接触社会前,父母是他们唯一的老师,因而孩子能成长为什么样的人,拥有什么样的性格,与父母息息相关,他们是从父母的行为、观念中学习"如何认知这个世界的"。如果他们从父母处接收到的是"这个世界很闭塞,最好不要和外界接触,久而久之,问题就出现了"。而这些问题的出现不是一蹴而就的,它是一个漫长但不可逆的过程。

经过这件事,姜姜对自己的病情、病因有了更加深入和清晰的认知,她认为这是她正在"向好生长"的重要标志。

"因为他们对你的教育,导致你在未来的成长年华中都在不断丧失和别人接触的能力,丧失对环境的观察与适应能力……所有这些因素的叠加,最终导致心理问题的产生。如果没有办法想清楚自己是怎么生病的,这个病就很难好起来。"

过去,每当医生问及为什么想要自杀时,姜姜都是茫然的,总觉得事情就这样莫名其妙地发生了,但现在她能很明确地说出,"这源自成长过程中,与父母之间每一次的交锋和冲突所积累下来的沉疴"。

父母过去的行为已然成为事实,无法更改,姜姜认为目前能做的,是在自己状态不佳的时候,不要强迫自己,允许自己有一段低迷的时间,但是前提是相信自己会变好。

这是姜姜的经验之谈,也是想要告诉各位的话。她曾经历过一段异常艰难的时期,那时的她状态极差,被迫休学;家人曾鼓励她外出工作,但她力不从心,只能辞职;家人慢慢意识到强迫她没有任何效果,于是劝说她学习,避免将来复学后再次出现辍学问题,但是她没有办法学习,甚至连一个字都看不进去。

"我那段时间真的就在家自闭,但是我允许自己可以先不好起来,不过有个前提,我当时非常相信自己,相信自己可以重回学校,相信自己能够完成学业,相信自己会变好。这个病严重的时候是没有办法逼自己的,所以请接受自己那时的状态,允许自己休息一会。"

如今,姜姜已经毕业了,也取得了不错的成绩,之前带着游移不定的声音说出"我不知道今年能不能毕业"的小女孩长大了,希望她也能从情感障碍这个人生课题中毕业。

这就是姜姜的故事,也是她的成长,她正在迎接一个光明而美好的未来。也希望正在看这本书的你,向阳而生。

 专家点评

这位案主的经历很值得借鉴,从自己不"认识"抑郁症、不承认自己得了抑郁症,到后来自己"认识"了抑郁症、接受了自己患有抑郁症,从不愿意服药、不愿意接受治疗,到能够主动识别到自己情绪低落,主动报警求助,这些变化背后的支撑因素是值得医生、患者、家属深刻思考的。我认为这个案例可以给我们以下几个方面启发:一是患者发病的影响因素。本案主角小时候母亲不在身边,父亲经常无故发脾气,母亲的回归不仅没有拯救她,反而对她造成更大的伤害。这也提醒我们父母经常无故发脾气、情绪反复无常对孩子造成不良的影响,它们逐渐把孩子推向疾病的边缘。二是规律服药的重要性。抑郁症是可以被治疗的疾病,但自行停药或者减药会造成复发,只有遵医嘱规律服药,才能保持病情稳定、情绪稳定,从而维持相对正常的学习和生活,正如患者所说"是我长期服用的药物在最后的关头帮助了我"。请

自杀是因为希望被拯救

不要排斥药物,尝试和药物做"好朋友",让这个"好朋友"帮助患者走出抑郁困境。三是本案主角与他人互动的过程是非常值得借鉴的。她多次提到她遇到了很多关心她的人,比如她的闺蜜、男友母亲、leader、大学本科老师、校长等,正是这些人对她的接受和关心,成为她活下去的力量,让她能够增强战胜疾病的信心。这些人的关心就是抑郁症患者在康复过程中非常重要的因素——"社会支持"。药物固然是疾病恢复最主要的因素,但"社会支持"在康复过程中也不可或缺。不要拒绝别人,正如此案主角所言"如果我没有迈出自己的第一步,我其实很难收获到别人对我关心与爱;如果我没有迈出自己的第一步,别人又怎么能帮助我。""对于生病的人来说,第一要勇敢地去接触别人,第二当别人关怀你的时候,请不要拒绝,要学会接受"。

患有抑郁症并不是整个世界都"塌"了,并不是整个人生都"完"了,在药物的作用下,在周围人的关心和支持下,在自己的努力下,还是会有非常精彩的人生,正如此案主角已经研究生毕业,并且取得了很不错的成绩。所以请相信自己:虽然有抑郁症,但仍可以有精彩的人生和光明的未来!

(徐阿红,副主任医师)

我似乎不配欣赏美丽

亲历者简介

性　　别：男

出生年份：1984 年

身　　份：培训老师

婚姻状况：离异

病　　程：9 年

确诊年份：2014 年

访谈日期：2023 年 5 月 8 日

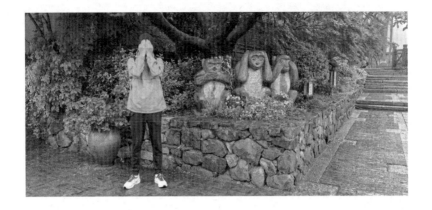

（2023 年，半年内做了两场手术，所幸恢复得很好。后来跟黄医生学习正念，帮助太大了。大约半年后，活力恢复至正常水平，又开始恋爱咯！啊呜呜呜呜～）

导读：

"不配"是抑郁亲历者常有的心理，"我不配拥有真挚的感情""我不配得到赞赏""我不配拥有美丽"，甚至，"我不配欣赏美丽"。即使他们拥有在世人眼中令人羡慕的社会地位和令人佩服的个人能力，他们依旧会自我否定。阿莱也是如此，童年时母亲的眼泪、少年时同学的拳脚、青年时上司的驯化，交织成阿莱痛苦的前半生，令他似乎失去了拥抱美好的能力。但在尝试解读这些痛苦后，他慢慢地开始与自己和解，未来他也终会真正放下。

"只有医院是我可以坦然提及抑郁的地方"

在确诊前,阿莱曾经历过一个漫长而痛苦的失眠时期,他对此深感困扰,但并未将其与精神健康问题联系起来,更未考虑过前往精神专科医院寻求专业帮助。直到某次酒后失控,自杀未遂,他才开始正视自己的心理状态,意识到自己的状况已经糟糕到不容忽视的地步了。

2014年间,为了明确自己的精神状况并寻找治疗方法,阿莱鼓足勇气,踏入了扬州精神专科医院的大门。这家医院在扬州地区享有盛誉,其地位与上海的"宛平南路600号"不相上下。

与其他医学领域不同,精神科在首次诊疗时,医生会借助大量的专业量表和深入的问诊,以尽可能客观精准地评估患者的精神状态。经过一番诊疗,医生给出了书面诊断:恶劣心境障碍。然而,在治疗方案的讨论中,医生更多地使用了"抑郁症"这一术语,这让阿莱感到有些困惑:为何诊断书和医生的说辞不一样?为了厘清两者之间的关系,他曾查阅大量的资料,但仍无法很好地进行区别,只是大致明白,相较普通的抑郁症,恶劣心境障碍一般都有主动求医的意识,但后者仍有很大概率转化为前者。

事实上,阿莱的经历也印证了这一点。在短短一年内,阿莱的书面诊断从恶劣心境障碍转变为了抑郁症。在此处,我简单介绍一下恶劣心境障碍,它是一种较为少见的轻度抑郁,特点在于持久的心境低落,但不会出现轻躁狂的症状。与其他精神障碍相比,恶劣心境障碍的患者通常具有自知力,能意识到自己的情绪问题,并主动寻求治疗。

阿莱正是这样一位患者,他有积极主动的求医意识,相信医院是帮助他解决问题的地方,甚至始终相信医院内藏着可以解开他关于疾

我似乎不配欣赏美丽

病疑惑的答案。为此,阿莱已经辗转了多家医院。

第一次走进医院时,阿莱内心也是忐忑不安的,但当诊断结果明确后,他反倒松了一口气。他意识到,自己最近糟糕的状态并非由个人意愿所控,或者能力出了问题,而是源于疾病,"不是我有问题,而是我生病了。"由于恶劣心境障碍并非大众所熟知的精神疾病,阿莱并未从中体会到这个名词所带来的压迫感。

医院之于阿莱是特别的,"在这里我是安全的"。医院是他唯一一个可以坦然提及"抑郁"这个词语的地方,他在这里获得了前所未有的安全感和被理解、被尊重的感觉,他相信医生能够帮助他。因此,阿莱几乎从未错过复诊。

"离不开它,它也离不开我"

在治疗的过程中,药物的调整是最为痛苦的部分之一。因为他对药物的反应敏感,许多药物对其他人而言是一剂良方,能够在副作用几乎可以忽略不计的情况下帮助他们稳定病情,而阿莱需要忍受很多因为药物产生的不适。即便如此,正在服用的药物能否对其病情起作用也是一个未知数。医生往往需要频繁调整治疗方案,但这并未让他丧失治疗的信心,他仍旧相信随着药物的尝试和调整,医院最终会找到最适合他的治疗方法。

面对抑郁,阿莱很理智,"在我不了解它之前,我不会去过多揣测,不会焦虑今后的生活或许会驶离原来的轨道,也不会担忧它可能会给自己的生活增添多少原本没有的麻烦和困扰。在我不知道怎么应对它的时候,我听医生的"。

当然,阿莱也不会把自己的身体完全交给别人,或者说他不会让有关于抑郁的信息完全来源于医生。他是一个很注重自我了解和学习的人,会查阅书籍,翻阅资料,积极了解抑郁症的病因、治疗方法……并尝试运用心理学方法帮助自己缓解抑郁症状。

或许是这份理智,阿莱很快意识到了"我离不开它,它也离不开我,它是组成我的一部分,是无论如何都割不掉的,所以,就这样吧"。其实,阿莱也曾有一段时间认为凭借自身意志能够控制心情,但现实告诉他:"有问题的是身体,这是无法仅凭意志操控的。"

阿莱在访谈时强调,以上清醒、客观的认知存在于他尚未复发的时候,一旦抑郁发作,他也无法控制自己的思想和行为,"这是不能为意志转移的,发作的时候,我就想在床上多躺一会儿。不行我请个假,然后躺着什么都不管,到饿得实在受不了的时候就起来吃点东西。"

他很喜欢独处,因为可以给他带来安全感。他认为切断和外界的联系,可以有效减少抑郁复发的可能性,因为抑郁的诱因在外界,而非自己。独处时,他尽量不去深入思考自己的病情,不去感受抑郁的情绪,而是保持一种平和的心态,按时吃饭、睡觉,不让非必要的信息侵占自己的大脑。

痛苦的肉体无法禁锢住坚韧的灵魂

六七年前,阿莱陷入了人生低谷,各种躯体疾病并发,一米八的他,体重暴跌至 65 千克,那是一段极为黑暗的时期。其中,膝盖上的无菌性关节炎尤为严重,让他几乎无法独立行走。身体的疼痛令他难以集中精力思考任何事情。受限于当时的医疗条件,手术无法根除病痛,这似乎成了一个无解的谜。阿莱只能依赖大量的止痛药和消炎药来缓解疼痛,但这些药物又给他的胃带来了严重的伤害,于是,他的整体状态愈发糟糕。抑郁情绪也随之加重,与躯体疾病形成了一个恶性循环。

抑郁的侵蚀使他的睡眠变得紊乱，昼夜颠倒、失眠、嗜睡、思维迟滞、行动迟缓……变得不愿外出，甚至整日卧床不起。每天清晨，从床上挣扎着起身成为他最痛苦的事情，往往需要等到上午的十点、十一点，才能勉强起身，面对新的一天。

阿莱的住处距离公司不过七八百米的距离，对于健康的人来说，这或许是理想的通勤距离，但是对于膝盖疼痛难忍、无法独立行走的他来说，通过这段仅七八百米的路程都是一种折磨。他需要依赖拐杖，花费比平时多几倍的时间和精力，才能艰难地走过这段漫长的路程。

他熬过了那段至暗时间，但今年年初，那种痛苦又再次卷土重来。新冠的侵袭让他的基础疾病全面爆发，腰椎间盘突出、腰肌劳损、骨质增生、颈椎突出等问题接踵而至，同时下肢和脚部也出现了发麻的症状，令他苦恼的是，不明原因的头晕症状频繁出现，让他的生活再次陷入了混乱。

面对这些疾病，阿莱并没有感到恐惧，除了头晕。他知道，腰椎间盘突出、腰肌劳损这些问题都有明确的病因，并不难解决。但头晕似乎没有明显的诱因，他不知该如何处理。阿莱曾经做过磁共振检查，但结果一切正常，也排除了直立性低血压、贫血、耳石症等病因。

有一天，他突然想起，服用奥沙西泮后，出现过头晕的情况。那天，他站在椅子上拿高处的东西，下来时头很晕。因为最开始的注意力都集中在手术失血过多、颈椎腰椎等各种问题上，所以忽视了奥沙西泮的副作用。他开始怀疑，头晕是否由奥沙西泮导致的。

但阿莱只是怀疑，也无法确认，而且时间紧迫，他无法一一排除所有可能的原因。无奈之中只能采取"一刀切"的方法，停掉了除了鼻炎喷剂外的所有药物。停药的第一天，头晕症状有了明显的好转，四五天后已经很少出现头晕的情况了，之后更是从一分钟五六次的头晕频次降低到了一天只有三次。

停药后，阿莱不再受到头晕的困扰，只是另外一个问题紧随而来——失眠。他的睡眠原本需要依靠药物维持，停药后，睡眠质量每况愈下，每天早上醒来都有一种晚上在跟人打仗的错觉。不得已，阿莱把阿戈美拉汀的服用再次提上了日程。如此，睡眠质量才开始缓慢恢复。

仅仅是与病魔抗争的一角，已可窥见其中的可怕之处，幸运的是，阿莱此次的精神状态意外地比之前任何时候都要好。他并不认为自己的躯体疾病无药可医，"我很有斗志，不就这点事儿，上海这么大地方，医疗水平这么发达，我怎么可能治不好！"因此，那段时间他频繁出入医院，几乎每周都可以在医院看见他奔波的身影。

"我为什么会变成这样？"

"我为什么会变成这样？"为什么自己人生的重要阶段总是充满着痛苦？阿莱这么多年来一直在寻找原因。为了与自己和解，他开始尝试解读痛苦。

童年时期，原生家庭的争吵、打压和责骂；求学时期，老师的训斥、同学的暴力；进入职场，难以理解的公司文化和难以融入的工作氛围。当他组建自己的家庭，以为可以摆脱原生家庭的痛苦、重获新生后，又悲哀地发现这份痛苦似乎在他身上延续下去了。他正在重复着上一代、上上一代的痛苦，仿佛陷入了一个无尽的轮回，"既然无法从这个轮回中跳出来，那就斩断它"。

一个女人和她的三座大山

阿莱所在的村子，最初只有三户人家，彼此了解后发现大家居然

我似乎不配欣赏美丽

不仅都是地主，还都是同姓。于是他们相互扶持，共同在这片土地上落地生根，逐渐发展壮大。至今，村子已经发展至两百多户人家，其中许姓人家占据了一大半，俨然形成了一个小宗族。由于家族内部按辈份取名的传统，名字的相似度极高，导致小时候的阿莱常常分不清叔伯大爷们。

许氏宗族有个难以摆脱的"传统"——婆媳不和。这个困扰了我国数千年的家庭问题在许氏家族中尤为明显，紧张的婆媳关系已然成为这个家族文化的一部分，阿莱家也不例外。阿莱家还有个很有意思的传统，那就是成为配偶后的女性普遍比男性大三岁。阿莱的母亲比他父亲大三岁，奶奶比爷爷大三岁，太奶奶也比太爷爷大三岁，甚至二奶奶也比二爷爷大三岁。

阿莱小时候几乎没有感受过和谐的家庭氛围，他的母亲自从嫁入许家，总是被有意无意地排斥、责备。最初只有奶奶对母亲施加精神压力时，母亲尚能忍受，但随着爷爷和父亲的加入后，她的处境愈发艰难。如果没有他人干扰，阿莱的父亲对待阿莱的母亲尚可，并未有太过的暴力，但他是个典型的孝子，对父母言听计从，以阿莱的话而言，是"愚孝"。这让母亲时常孤立无援，没有丈夫支持的妻子，生活的困难可想而知。

阿莱的母亲在怀姐姐时，因为村里大锅饭吃得不舒服，便想回娘家休息几天。父亲初时觉得没什么，也送怀了孕的母亲回娘家休养。但是父亲在送母亲回来后，阿莱的爷爷奶奶便撺掇父亲在第二天就把母亲接回来，锁上门打一顿，这样就不会想着回娘家了。这种令人难以置信的要求，阿莱的父亲竟然真的照做了。"我妈怀着孕，挺着大肚子，他居然真的下得去手！"

因为村内极其重男轻女，阿莱的母亲在生了阿莱后，才有了一点底气。面对挑刺的爷爷奶奶和愚孝的父亲，为了有容身之地，她只能用瘦弱的肩膀咬牙扛下了三个人的压力。"在家里,我妈的劳动量几乎和我爸相当,因为她必须变得更强。"

公婆、丈夫的指责,无人支持的窘境,艰难生活的压抑,阿莱的母亲已经习惯了,但终有承受不住的时候。当她难以承受时,只能转嫁,于是家庭的另一位受害者出现了——阿莱。一个处于家庭底层的母亲,唯一的倾诉和宣泄对象只有自己的孩子。

她身上实在是积压了太多的伤害了,当这份伤害转嫁时,弱小的孩子可能无法理解,但是能够感受到母亲的悲伤、无力和痛苦。孩子是父母情绪的天然感应者。

"超出她承受能力了怎么办? 她没办法,她情绪崩溃后就只能转嫁给我。她有时候会喝酒,喝得醉醺醺时就抱着我哭,哭很久很久。我当时还小,没有办法处理好这个事情,只能陪在她身边。"这样的记忆从阿莱四五岁一直持续到了十几岁,母亲所受到的伤害,就这样无形中转移到了他的身上。可是孩子能消化如此浓烈的情绪吗? 显然不能,它只会在心底越积越深。

在阿莱长大,能够独立生活后,父母之间的争吵愈演愈烈,"我爸跟我妈碰到一起,地球都要爆炸。"阿莱单独和父亲或者母亲生活,都可以过得很好,相互之间很和谐,也没什么争吵,可但凡父亲和母亲在同一个空间,争吵就会永无止歇。

来源于原生家庭的痛苦,虽然在时间的长河中逐渐走向和解,但终究还是存在的,只是没有那么浓烈了。阿莱的爷爷奶奶三年间先后离世,他隐约意识到:原生家庭的痛苦翻篇的契机到来了。他做了一个决定,既然父母之间的争吵和隔阂无法消除,那就让父母分开过吧,这样对阿莱而言也是一种解脱。

他巧妙地引导父亲和母亲分地而居,父母之间的争吵频次随着距离的拉远而慢慢降低。阿莱劝父亲回老家居住,因为老家是父亲辛苦

我似乎不配欣赏美丽

打拼的地方,村里第一栋楼就是父亲盖的,现在是时候回村享受当年打拼的成果了。如果闲不住,他建议父亲将已经掌握的养殖技能再发展起来。父亲接受了他的建议,但回老家思虑再三后,去了南京发展。阿莱的家庭关系由此开始逐渐得到改善。

2023 年,他向父亲坦诚了自己的身体状况和手术需求后,父亲的态度逐渐变得温和。现如今,阿莱的父亲在南京工作,一个人过得很自在;母亲在老家上班,兼顾接送阿莱的孩子上下学;阿莱自己则在上海生活。三人分处三地,各自安好,若是聚在一起,恐怕又会是一地鸡毛。这种相对独立的生活方式,让家庭关系得以维持着一种微妙的平衡。

原生家庭的痛苦,阿莱在用自己的方式逐渐化解,但他自己组建的家庭带给他的伤害未曾停止。他和前妻是在他药物副作用较为严重、频繁调药时离婚的。他们之间的婚姻掺杂了太多原生家庭曾经的痛苦。

阿莱认为自己之所以能和前妻结为夫妻,部分是受了前妻的误导。在恋爱时,两人相处一直非常和谐,会设身处地地为对方考虑。前妻也曾向他保证,她能够协助阿莱解决原生家庭的问题,并且通过实际行动向阿莱展示过两三次。例如,当原生家庭出现矛盾时,她会出面调和,效果也立竿见影,阿莱由此很信任她。然而婚后,前妻的态度发生了翻天覆地的变化,尤其在生了孩子后。

为什么说阿莱的婚姻掺杂了很多原生家庭的痛苦,因为"重男轻女"在这个家庭延续下来了。很奇怪,身为男性且生活在重男轻女的宗族中的他并未染上这个恶习,反而坚定地支持性别平等,而了解阿莱这点,还帮助他协调过家庭问题的前妻,重男轻女的思想比他的爷爷奶奶还要严重。

当阿莱带着孩子去看爷爷奶奶时,尽管他们面带不悦,但还是会伸手抱孩子,而前妻在生下孩子后连抱都不愿抱。离婚后,除了借钱,前妻从未打电话了解孩子的近况。或许是阿莱对家庭本就抱着悲观的心态,关于前妻态度的转变和离婚,阿莱已然释怀。

那些令人难以置信的校园暴力

在阿莱的印象中,20 世纪 90 年代的农村地区,校园暴力并不少见。只不过令人惊讶的是,在低年级阶段,这些暴力事件的第一施暴者往往不是学生,而是本应教书育人的老师和管理者。

按理来说,优等生总是会受到老师的青睐和赞赏,但是在他身上似乎不是这样。阿莱在一次考试中取得了全乡第一的成绩,但被叫到办公室时,迎来的不是老师的夸奖而是责罚。当那火辣辣的疼痛在脸颊上蔓延时,他简直难以置信——他的老师,居然因为自己的成绩超过了他的儿子,而选择了如此侮辱性的方式来惩罚他这位优秀的学生。

在听闻这桩事件时,我本以为这位老师的儿子成绩也很优异,因为几分差距而不满阿莱在他之上,故而心生怨恨。出乎意料的是,这位阿莱的同班同学成绩仅是倒数。这仅仅是老师施加给他校园暴力的"冰山一角",那些无缘无故、荒谬至极的惩罚在阿莱的校园生活中不胜枚举。甚至有一次,仅仅因为阿莱的父亲拒绝了老师借钱的请求,他就生生地挨了老师一脚。

老师的校园暴力往往发生在学生尚小、可以以体力掌控对方时,等到中高年级,老师不再热衷于体罚,学生的团体暴力就开始了,而作为被暴力的对象,他似乎在永无止境地遭受着学校的恶意。施暴者和被施暴者,似乎都是校园里相对固定的群体。阿莱,总是那个被无情打压的受害者。

学生的校园暴力,似乎更加肆无忌惮和随意。有时,他们甚至不需要任何理由，就能对阿莱拳脚相加。他曾因为成绩优异而遭到无端的殴打；走在路上，仅仅因为多看了他们一眼，就会成为他们拳脚相向的目标；或者，仅仅因为老师安排他与某个女生同桌，就会遭到那些男生的拳打脚踢；甚至有时走在路上，会突然被旁边抽烟、嗑瓜子的一群人叫过去，进行无缘无故的打骂。这些荒谬的行为，是阿莱小时候的日常。

小时候的阿莱，对这一切感到困惑和不解，他不明白为什么自己要遭受这样的对待。长大后，阿莱虽然内心充满了痛苦，但他开始尝试去理解这些行为背后的原因。男生之间的暴力行为，是以表达自我、展示肌肉力量和父权力量为基础的，他们通过这种方式来划分彼此的地位和权力。那些形成小圈子的"小痞子"和"小混混"，往往是被老师排斥的群体，像阿莱这样的好学生，天然和他们成为对立面。他们需要在阿莱身上找到力量。

阿莱初中的命运似乎并不是一直灰暗的，偶尔也夹杂着些黑色幽默。初二的一次偶然机会，他将自己从校园暴力的漩涡中扯了出来。经过改革，学校不再分快慢班，因此成绩差距极大的学生也会被分在同一个考场。考试中的一次意外，阿莱将自己的答案传给了一位平时暴力他的同学，使得一个平时只能考十几分的同学得到了史无前例的55分。这位避免了被父母"混合双打"命运的学生发现，只要得到阿莱的答案，他就能取得好成绩，从而过上不挨打的日子。于是这位学生从一个加害者变为了阿莱的保护者，而他也通过这种方式，成功地用成绩"控制"了以前常常欺负他的那群人，从此再也没有受到过欺负。

无论是家庭的痛苦还是学校的痛苦，阿莱正在慢慢和解，真正让阿莱觉得很难"翻篇"的是前公司文化带给他的冲击。

"印章事件"和"证书事件"

阿莱此前在扬州的一家公司工作了漫长的十年。在这十年间,他成长颇多,但其间的痛苦与挣扎也令他难以释怀。直到访谈前夕,他才终于能够坦然面对并放下这段职场经历。

在当时的企业文化中,奉献被放在了至高无上的位置。老板要求员工成为一个受公众欢迎的人,而这需要他们不断地奉献自己。这种完全没有自我存在的文化令阿莱感到不适,他无法在这种环境中找到真正的自我,最终被迫辞职。

我尝试着去解读这种文化,"是最近网上常说的 PUA 吗?"阿莱摇了摇头,他认为老板是真切地认为自家的企业文化适用于所有员工,可以带领员工进步。或许老板自己可以凭借丰富的经验和能力游刃有余地驾驭这种企业文化,但对于他来说,要达到老板所期望的境界却并非易事。阿莱以自身经历证明了没有足够的能力却硬要追求那种境界,最终只会让自己身心俱疲、遍体鳞伤。

也许这种企业文化是真的适用于扬州本地人,若真能按照这种企业文化发展,未来可能过得不错,若非如此,公司未必留得住那些已经工作了十五六年的同事。遗憾的是,阿莱并非扬州本地人,家庭背景也让他无法在当地扎根,当时的他还未达到可以在扬州轻松买房的实力。

在公司就职期间,有两件事让阿莱至今难忘。其中"印章事件"影响阿莱颇深。在正式阐述"印章事件"前,容我先"科普"公司的另一条企业文化:公司信奉以德报怨,无论是遭遇他人侵犯利益、还是辱骂,或者别的什么,都应当立马原谅对方。阿莱也曾按照这条准则要求过自己,但最终带给他的伤口至今才堪堪愈合。

在一次大型活动中,公司计划将扇子作为员工福利,他因书法有功底被选中为扇子题字。阿莱欣然答应，因为题字对于他而言并不困难，难的是最后的落章。扇子面积小，搭配的印章不能太大，而且印章需要搭配两三个才更好看，因此落印章对于他而言是一件更加耗费时间和精力的事情。为了方便起见，阿莱将自己收藏的二十几方印章带到公司让同事自己选择和操作，这样同事既能按照自己的喜好落印，阿莱自己也能省时、省力。

让阿莱意外和痛心的是，他收藏的二十几方印章在这次活动中全部神秘失踪了。他问了很多人，找了很久，甚至翻遍了垃圾桶，印章就这样悄无声息地消失了。这件事对他的伤害很大，按照当时的企业文化，他不仅需要选择原谅那些弄丢印章的人，还要努力平复此次活动负责人的情绪。

"这已经不是钱不钱的问题，虽然二十几方印章少说两三万。最重要的是，印章是我攒了很久才攒到的，为了公司这次活动，我又花钱印刻了几方。对于我们这些写字的人而言，印章太重要了。这七八年，我也才攒了十方印出来。当时让自己强行放下，但怎么可能放得下呢？"

如果说"印章事件"是影响阿莱最深的，那么"证书事件"就是离职的导火索，阿莱正是在这个事件发生后萌生了离职的想法。当时公司主办了一场大型活动，需要给参会人员颁发证书，由于其他人的失误，导致证书上的名字出现错误。阿莱因为字写得好成为应急方案中最重要的部分——手写2000多份证书。可能由于事情太过紧急，而证书又太不可或缺了，他当下其实并无太多感受。心间划过辞职的想法是在回去复盘，写了一篇名为"2000多份证书，写得我想辞职"的日记后。阿莱看着这篇日记，发现字里行间透露出强烈的辞职念头，在斟酌再三后，最终选择了离职。离开公司后，阿莱去了竞争对手的公司，当时不明白这一举动的含义，直到半年后才意识到这可能是对前公司的报复。

在不断地复盘、分析、思考后,阿莱慢慢放下了这段痛苦的记忆。他通过解读自己的痛苦、厘清前因后果、不断做心理建设等方式,逐渐摆脱了前公司对他的影响。"我首先明晰他是个什么样的人,我是个什么样的人,他为什么要这么做,他这么做对我产生了什么影响,如果我要摆脱影响,我应该怎么做,理清楚这些后,我不断地做心理建设,才慢慢放下。这部分痛苦的消化,是最费我时间和精力的。"

若能尽快衰老是再好不过了

曾经的痛苦和绝望深深困扰着阿莱,让他一度产生轻生的念头,也付出过实践。直到现在,阿莱仍然渴望死亡、向往死亡,只不过最近两年的身体状态平稳,自杀的念头似乎没有再来造访过了。阿莱对死亡的渴望也逐渐演变为对衰老的向往。阿莱希望自己的生命能够以一种自然、平和的方式缓缓落幕,而非突如其来的终结。他心中甚至萌生了一个念头:如果能尽快衰老,那就再好不过了。

初次见面,阿莱给人一种艺术家的气质。他留着一头长发,还精心地扎成了小辫子,只不过"花白"的头发和年轻的面容让人惊讶。细聊才发现,他是特意将头发染成花白色的。既然无法迅速老去,他便选择用这种方式模拟衰老的感觉,体验岁月的痕迹。

阿莱还会特意跑到社区卫生服务中心感受衰老的氛围。为什么会选择社区卫生服务中心呢?"是因为每当我走进那里,放眼望去,100 个人中,能找到 5 个年轻人就已经很不错了。那里充满了岁月的痕迹,能让我近距离地感受到衰老的氛围。"

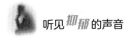

"我不配欣赏美丽"

阿莱深受抑郁症的困扰,虽然他尽量不去过度思考,但很多时候,他还是会感受到自己与他人的不同。在熙熙攘攘的社交场合,当别人热情地寒暄时,阿莱时常很沉默,他总觉得自己与周围人格格不入。当有人提议加微信好友时,他会很疑惑,"我加你微信干嘛? 我们之后还会聊天吗?"

阿莱对于很多在常人看来理所当然的事情,都显得漠不关心,也无法理解其中的意义。相比于去购物中心闲逛或参加各种聚会,他更倾向于独自待在家中,享受那份孤独带来的宁静。当他看到别人聚在一起闲聊时,也会困惑,"你们有时间在这聊一些没有'营养'的话题,为什么不去做些更有意义的事情呢? 比如练练字。"他对这些看似琐碎无意义的事情感到不解。

在看待问题方面,阿莱的观点也与他人大相径庭。例如,当孩子犯错时,大多数人可能会严厉责备或惩罚孩子,而阿莱则认为这反而是孩子成长的机会,犯过错后孩子就不会再犯了;当别人取得成就并为此感到骄傲时,尽管人们通常会给予掌声和鼓励,但阿莱却认为离"翻跟头"不远了。

和其他患有抑郁症的朋友相似,阿莱的自我评价很低,而且无法容忍自己的任何错误。当一件事情涉及他自身时,他往往持负面的看法,认为自己处处不如人;但当涉及他人时,阿莱却往往能看到积极的一面。这种双重标准时常令阿莱感到矛盾和挣扎。以刚刚的孩子为例,如果将孩子替换成阿莱自己,他会觉得"我怎么能这样? 我不应该犯这样的错误"。因而,一旦事情做得不够好,阿莱第一反应是:自己有问题。

更让人诧异的是,阿莱在面对他人的夸赞时,也会有负面的联想,下意识怀疑对方的动机,认为对方不怀好意或者认为是某种不幸的预兆。例如,阿莱帮助一位路人将他的行李箱提上台阶,路人在感谢他后夸赞了一句,这种稀松平常的赞扬,他会下意识觉得他不怀好意。在需要夸赞的社交场合,阿莱也不会吝啬赞美,但是当别人这样对他时,他却感到不自在。

这种心态在很大程度上受到了小时候教育影响。阿莱接受的是挫折教育、打击教育和苦难教育,这些教育方式使他在面对生活挑战时往往持以消极的态度。这种态度也影响到阿莱的恋爱和婚姻关系,他觉得自己不配拥有好东西、不应犯错、不配变得更好。即使看到美丽的事物或人,他也会认为自己不配去欣赏或拥有。

这些阿莱认为自己和其他人不一样的地方,过去时常令他感到困扰,但在访谈时,阿莱坦言相较之前,已经有了显著改善。当感知到自己过度解读,阿莱会通过写日记的方式调整自己。"发现一点写一点,发现一点写一点,时间长了,就会了解到自己原来是这样想的。"长时间的积累令阿莱逐渐认识到了自己的想法,一旦清楚认知逻辑,他开始反复思考、复盘适合自己的调整方法并一一尝试。

阿莱的尝试得到了回报,但真正放下过去并不容易。一些过去的痛苦经历仍然时不时地侵蚀他的内心。他提及了一个现象——闪回,那些曾经的不愉快瞬间会突然在他的脑海中闪现,然后又迅速消失。这种状态一直伴随着他,即便现在也是如此。对于是否应该深入思考这些念头,或者努力控制它,阿莱表示他没有特意去做什么。但当他全身心投入于某项活动,如阅读、观影、练字或是与人交流时,他会选择不去深究这些念头,让它们自然而然地消散。

专家点评 ....

　　本例主人公从失眠问题逐渐发展成为长期慢性的情绪问题甚至自杀未遂，经历了漫长的自我救赎之路，在救赎的过程之中也正视了内心的创伤并与之达成了和解，有完整的自制力以及因强烈痛苦的自我体验而拥有较强的求治欲望及较高的自省能力。主人公从小在不和谐的家庭氛围内长大，原生家庭的问题加上被老师、同龄人"不公平对待、欺辱"，成年后婚姻破裂等长期不良的生活处境，对主人公的个性和人际关系的处理能力方面起到了不良的影响，之后工作的不顺利、慢性的躯体疾病加重了病情。

　　从心理层面，主人公更多处于一种心理亚健康状态或涉及人格成长的问题，处理不好可能发展为疾病。往往认为通过自身的意志控制就能改变，这是错误的，这一阶段更应该早日寻求专业人士帮助，或疏通或协助，正视、直面问题，最后才能解决问题，不良情绪得到改善的同时，还能促进人格的成长和完善，才有能力和力量去自省并做出改变。

　　从疾病层面，一旦疾病确诊，须与医生建立良好稳定的医患联盟，根据药物反应、疗效、安全性等因素找到个体化的合适方案。规律服药、定时随访、全病程管理对疾病预后相当重要。针对本例主人公存在长期慢性的生活不良事件影响，因此在接受药物治疗的同时接受心理治疗至关重要，这里需要注意的是不同时期心理治疗的重点不同，一般来说急性期以发现问题、认识疾病的状态、面对疾病状态并鼓励接受治疗等为主；中期要逐渐针对问题产生的深层原因进行自我剖析，提高自省能力和处理应激事件、稳定情绪等为主；后期要以促进人格成长为目标。

最后，家庭、社会的支持力量也是疾病康复不可缺失的因素，在此呼吁全社会加强心理疾病的健康科普，从心理健康角度来看，有时问题出现也正是改变和成长的开始，求治的过程中家人的理解、包容和陪伴，是获得良好疾病转归的重要因素，不要让孤立、不理解、病耻感成为压倒抑郁症患者的最后一根稻草，希望本例主人公最终能通过心理咨询师、医生的陪伴，重新获得生活的希望和心灵的健康！

（朱云程，副主任医师）

你怕什么,就是一个普通的中度抑郁

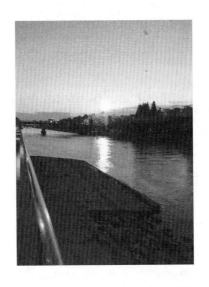

（每次不开心我就去河边走走，拍下这张照片的时候，是我最压抑绝望的时候。）

导读：

　　璐璐和父亲间羁绊深厚，故而父亲的离世给了她沉重的打击，这份无法宣泄的悲痛掩埋在心底逐渐发酵，在她未曾觉察的情况下，破土而出，开出了名为"抑郁"的花。在和这朵花相处的过程中，璐璐有过迷茫，有过痛苦，有过绝望，幸而，身边拥有一直相携的朋友，他们的支持和理解温暖着她，也支撑着她能够继续走下去。

"我就像一个提线木偶,办完了父亲的丧事"

璐璐经历了父亲去世的悲痛后,精神上受到了巨大的打击。当时父亲正在家里等待放疗通知,因为罹患肺癌,完成6次化疗后,医生建议放疗安排在年后。

父亲患病后需要有人长期陪护,母亲脑梗,而姐姐在外地也没办法及时赶过来,所以都是由璐璐整宿整宿地陪着父亲。离世那晚,她因为连续陪护了好几个夜晚,疲惫异常,看了下手机已是凌晨4点,她明显感到自己已经到了极限,实在是"守不动夜",想着夜晚也快过去了,便和母亲知会了一声,回房休息会儿。

2小时后,璐璐突然被护工阿姨叫醒,"醒一醒,你爸爸去世了!"那一瞬间,脑子嗡的一声,仿佛被巨锤击中,整个世界都在她眼前旋转、模糊。

因母亲脑梗而申请的长护险护工照常来家照顾母亲时,察觉到父亲已经离开了人世,紧急到她的房间叫醒了她。坐在床上,她还是感到不可置信,她就离开了2小时,就在她离开的2小时,父亲没了!

"我从被窝里面爬起来的时候,整个人很懵、很茫然,怎么就死了?这个人他不是热的吗?他怎么就没有力气了?他怎么就死了?她跟我说死了!"

璐璐看着亲戚涌进家里开始准备丧礼,全程茫然无措。站在丧礼上,她仍旧感到不真实,几乎难以想象,几个小时前还在眼前的父亲,以后再也见不到了。

从火葬场出来,她捧着父亲的骨灰盒,看着它和其他已故的长辈一样被放在庙里,内心一阵麻木,一个活生生的人就这么没了。"我走完了所有流程,但我还是很懵,一直很懵。我就像个提线木偶,别人叫

157

我做什么,我就做什么。"

直到离开上海,抵达杭州工作后,璐璐才反应过来,之前不知为何被积压的悲痛瞬间反扑,一下子压得她喘不过气。但是这份悲痛没有宣泄的出口,始终在胸腔内奔腾,日复一日地,她快要被悲痛淹没了。

她想要找人倾诉,但是没有人。母亲脑梗并不合适,父亲离世后,丧失了家庭顶梁柱的她,本就六神无主,璐璐并不想再增加母亲的负担;姐姐也不合适,她们之间存在着13岁的年龄差距,即使小时候关系不错,长大后巨大的代沟横亘在两人之间,而且她的悲伤也不比自己小。于是,这份悲痛只能压在璐璐心头,非但没有随着时间而淡化,反而愈演愈烈。

其实,璐璐选择去杭州也是希望能够离"有父亲记忆"的上海远一点。因为在父亲火化的二三周后,她突然意识到,继续待在"父亲的痕迹"里,她就走不出来了,离上海很近的杭州成了一个合适的"逃避场所"。"我想到一个没有人认识的地方,慢慢舔舐伤口。"

父亲离世后的悲痛,工作上的不顺心,导致璐璐的精神状态越来越差,开始整宿整宿地失眠。为了自救,让自己的情绪能有发泄的途径,她几乎每晚都会去酒吧酗酒,"我喝得很凶,但没什么用。我每晚都要哭,但是第二天还要装出一副正常人的样子去上班。"

这样的状态持续了半年,她最终在朋友的劝说下回到了上海。

"你怕啥,就是一个普通的中度抑郁"

最初,璐璐并没有将那段时间自己糟糕的状态和抑郁症联系在一起,直到和朋友谈起自己的近况,因为朋友经历过双相情感障碍,她敏锐地察觉到了璐璐的不对劲。

为了尽快确定她的状态,朋友在一次复诊的时候,开车直接将她"拎"去了医院。璐璐是第一次去精神科就诊,不清楚具体流程,在医生评估和问诊的时候,全程都很茫然,是朋友在自己复诊结束后,耐心地陪着璐璐做检查、填量表和与医生交流,在她母亲身体不好、又不想姐姐担心的情况下,朋友几乎扮演了监护人的角色。最终诊断结果也确实如朋友预料的那般:中度抑郁。

　　看着手里的量表,朋友宽慰璐璐,"还好,你看我都双相了,你怕啥,就是一个普通的中度抑郁,不要慌,正常吃药、定期复诊就好了。"

　　或许是因为朋友轻松的语气稳定了她的心神,或许是因为网络的普及,年轻人对精神疾病有了更加科学的认识。璐璐在看到诊断结果时,完全没有抗拒,反而有一种释然的感觉,就像一团打结的毛线,怎么也理不顺,有一天,突然找到了线头,"原来自己之前的种种不对劲都是有原因的——自己生病了。"

　　确诊后,璐璐开始按照医生的建议服用药物、定期复诊。尽管她居住的地方离医院很远,医院也只在每周五提供门诊服务,她每周需要调整自己的工作日程,但她还是坚持下来,坚持每周复诊。

　　经过大约一年的治疗,璐璐的病情有了明显的好转。她从最初的每周复诊,逐渐延长到每两周一次,再到每月一次。在医生的指导下,璐璐逐渐减少了药物的剂量,最终成功停药。

　　如果是一个美好的童话故事,那就应该在此结束。主人公在经历亲人离世、工作不顺后,虽然确诊抑郁症,但是在友情的帮助和自己的坚持下,最终战胜病魔,拥有一个光明的未来。可惜,厄运专挑苦命人,现实总是残酷的。

"割一刀试试看吧"

上海熟悉的环境,轻松的工作氛围,让璐璐慢慢找到了归属感,她也一直在规律服药、定期复诊,状态逐渐恢复,整个人肉眼可见地开始变得开心和快乐了。

然而,一件未在她意料之内的事情的爆发给了她当头一棒,仿佛之前的努力和进步全被抹去了。那段时间因为客观原因,她没有办法出门,被关在狭小的空间内,情绪显而易见地开始低落,逐渐不受控制,但当时她没有办法买到精神科药物进行调整和缓解,后期,甚至产生了自杀的想法。

情绪暴躁、胡思乱想是每天的常态,偶然间看见水果刀,璐璐不受控制地开始想"要不割一刀看看,不知道是什么感觉",但心中又本能地害怕。脑海中似乎有很多小人在争吵,"试试看吧,割一刀试试看吧""不行,我不能自杀……"

为了自救,璐璐打电话向曾经认识的精神健康社会工作者求助,精神健康社会工作者收到她的求救信号后,缓慢安抚着她的情绪,同时建议她把刀藏起来。藏哪呢?租住的房间很小,根本没有藏刀的余地,两人绞尽脑汁,最终将刀藏在冰柜里,将刀冻住,想自伤或者自杀也拔不出来。除此之外,她还设想过很多自杀的方式,包括跳楼,但幸好最终都没有实施。

后来,璐璐即使想自杀也没有力气了,因为她的身体开始变得无力,只能躺在床上,爬起来似乎是一件不可能完成的事情,也没有动力做任何事情。她经常向别人形容,"有一扇门,它明明就在眼前,但你没有力气,无论如何都打不开,这扇门可以是心中的门,也可以就是卧室的房门。它距离你很近,一旦踏出去,你就好了,但就是打不开,整个人蔫了吧唧的,像一棵腌白菜。"

最后看病配药还是被朋友"胁迫"着才成功的。这次就诊,璐璐换了一家精神卫生中心,诊断的结果比之前严重,重度抑郁和重度焦虑。

璐璐的语气有点无奈和心累,"我需要出门,我需要看医生,我需要治病,但我整个人就像霜打的蔬菜,蔫巴巴的。明明是一个壮硕的成年人,但一点力气都没有,只能在床上躺着;明明门就在那里,只有几步路,但没办法,我就是走不过去,就是打不开。每次出门都要耗费很大的心力,我很焦虑,非常焦虑。"

她顿了下,似乎在思索怎么解释才能形容她那时的状态,"这件事情结束后大概小半年,我每天都失眠,每天都哭,我感觉整个世界都是悲伤的。我好像待在一个气球里面,可以看到外面的人,但是他们收不到我向外面发送的信号。"

我无法切身体会这样的状态,但我想一定很孤独,很无助。此外,璐璐还出现了暴食的症状,一旦压力大,就会控制不住地吃,"明明吃不下,但是你就是忍不住地吃,也不催吐,就是不停地往嘴里塞东西。"

"如果不去医院,你别想要工资了"

璐璐曾多次向男朋友求救,但都被拒绝了,男朋友只能给她微薄的情感支撑,但无法和她共同面对抑郁,"我发出了求救信号,但他拒绝了我。"

在情绪无法自控和被躯体化折磨的时候,她也会向男朋友诉说自己的惶恐与难受。男朋友会给予安慰,但也仅限于此,"我求他带我去医院看病,因为我躯体化太严重了,一个人根本去不了,他目前是我唯一可以求助的人,但他不是岔开话题,就是不回我。"

后来,璐璐语气带着释然,"我之前也很难过,但后来想通了,与其

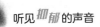

去求一个多次拒绝我发出求救信号的人,还不如自己想办法,他压根不值得我的请求和期待。"

最终是璐璐的领导注意到了她的异常状态,以工资的名头"逼迫"璐璐去看病,"如果不去,我就断了你的生活来源,你别想要工资了。"

这位领导曾有过短暂抑郁,现在已经完全恢复,因此,他结识了一位精神健康社会工作者。领导将他介绍给了璐璐,也就是前文中,璐璐想要自杀时,安慰以及和她商量一起藏刀的那位社工。通过他,璐璐认识了一位精神科专家,现在她仍在这位精神科专家的治疗下,病情也逐渐好转。

"我差点失去她"

璐璐和那位"拎着她去医院"的朋友算是双向救赎。朋友是双相情感障碍患者,曾经两次试图自杀,都是被璐璐想尽办法从死亡的边缘拉回来的。

当时朋友和她都在杭州,她还在经历失眠、情绪失控、整日哭泣的痛苦。一天,朋友突然到璐璐工作的地方看她,并对她说了一些在她看来很奇怪的话,因为朋友的反常,她一直放不下,但当时也没采取什么行动。直到她看到朋友在群里留下一大堆莫名其妙的话语后消失,再也联系不上时,她感到了情况不妙。

"我那个时候紧张得不得了,四处打听,几经周转,终于找到了她的男朋友。但是他在别的城市出差,赶不过去,我只好要了她父母的联系方式,一要到,我就立马打了过去。"

朋友的父母得知情况后,立刻从上海驾车赶往杭州,抵达她的公寓时,公寓已经被反锁了,而她在里面服用了大量乱七八糟的药物试图自杀。幸运的是,父母及时赶到并将她紧急送往医院抢救。

抢救成功后,朋友一直责怪璐璐,质问她,"你为什么不让我自杀?为什么要通知我爸妈?"

"如果不把你爸妈叫过来,我就会失去你这位朋友了。"

后来,朋友的父母把她"绑"回了上海,进行住院治疗。至今,璐璐都很庆幸,及时察觉到了朋友的异常,并立即付诸行动。

此后,朋友便没再回杭州,也是她的一句,"如果你做得不开心,回来吧。"璐璐从杭州辞职,返回了上海。回来以后,璐璐向朋友倾诉了自己的不对劲,也才有了后续朋友像拎小鸡一样将她送到医院的事情。

或许经过互相救赎,她们之间的感情一直很好。当任何一方情绪不佳,想要散心的时候,另外一方总会毫不犹豫地放下手中的事情出现在对方面前,陪伴对方。

"只要她一句话,我马上到,她要干嘛,我就陪她干嘛。"

"姐姐拒绝了我"

璐璐和姐姐之间相差 13 岁,年龄差距较大,小时候关系还好,长大后就不是很亲近,而且两人之间住得很远,在父亲去世后,互相联系变得稀少。但她希望能够得到家人的理解和支持,母亲并不适合成为一个知情人,她尝试向姐姐诉说自己的病情,却得到了姐姐的排斥。她的语气平静得令人心疼,"可能正常人始终无法认同这种疾病吧。"

在向姐姐坦诚的时候,璐璐很紧张,"甚至比面试的最后一环,老板面试我还紧张。"她在微信语音上分享自己的近况后,等来的不是姐姐的宽慰,而是不耐烦,这让她感到沮丧和难受。姐姐的反应让璐璐意识到,获得家人的理解和支持,对于她而言可能是个永远都无法实现的奢望。"具体什么情况我已经没印象了,脑子进行了选择性忘记,反正姐姐的态度很抗拒和不耐烦。她拒绝了我,那干脆就不联系了。"

现在,璐璐和姐姐之间的唯一的联系纽带是母亲,除了一同去看望母亲外,她们几乎没有交流。

璐璐苦笑,"我爸妈是晚婚晚育,所以我在 30 岁时就已经经历了人生的所有悲欢离合。"

"你没有经历过我的痛苦,怎么知道我的苦难"

"你没有经历过我的痛苦,怎么知道我的苦难。史铁生曾说过类似的话,我觉得同样适用于精神疾病患者,没有经历过的人很难理解那种痛苦。"所以,璐璐不愿向同事透露自己的状况,也不会对那些没有患精神疾病的普通朋友主动提及这个话题,但对方主动问及,她也不会避讳。

她曾经向她的领导透露过自己患有抑郁症的情况。在公司,还有一位病友,他是双相情感障碍,也一直在服药。璐璐表示,公司的整体氛围还是相对开放,平时也并不在意自己的员工是否患有精神疾病,但一旦涉及领导的利益,或者影响到公司的发展,被劝退的概率就非常高。当时她躯体化症状很严重,只能向公司申请居家工作,虽然她也能完成工作,但公司还是找了个理由将她解雇了。

那些在困境中挣扎的日子

在和抑郁症抗争的过程中,有几个阶段让璐璐感到异常痛苦。她希望这几段痛苦的经历能给其他人以借鉴和警醒。

未知的恐惧。在不知道自己抑郁的情况下,整个生理和精神反应令璐璐感到慌乱和恐惧,她不知道为什么会整宿睡不着觉,不知道为什么会难过，不知道为什么老是哭泣……

和药物磨合过程的痛苦。在寻找适合自己的药物或者与药物磨合的阶段，因为她对药物很敏感，在服用药物时，身体总会出现一些副作用，因此，等待药效发挥的整个过程就变得既漫长又痛苦。不清楚什么药对自己有效，就需要不断尝试，即使这个药物对当下的自己有效，也并不代表可以高枕无忧了。因为人体会对药物"脱敏"，经过长期的服用，药效会慢慢下降，最后还需要寻找新的药物；或者出现新的并发症状，就需要增加药物，又要再经历一个心跳加快、亢奋的时期。

躯体化的症状。没有力气，严重的时候即使是剥一个橘子这样的简单动作，都没有办法做到，"我就像个废物一样，拿在手上却没有力气掰开它。"

不被家人理解。社会上仍有很多家人不理解抑郁症或者双相情感障碍这类精神疾病，即使患病和这些家人有着千丝万缕的关系。那位双相情感障碍的朋友多次复发都是因为家人。姐姐的态度对她的打击也很大，如果能够获得姐姐的理解和支持，她可能会开心很多，也会有更多力量去抵抗抑郁。她同时也表示，随着年龄的增长和经历的积累，她已经学会不再在意别人是否理解她，而更专注于自己的生活，"你不理解关我何事，我自己就能过得很好，我不需要你。现在我宁愿向朋友求助，也不愿向姐姐求助。"

没有办法住院治疗。如果想要住院治疗，必须有监护人签字，否则患者是没有办法住院的。其实在向姐姐坦白后，璐璐就感知自己有复发的征兆，身体感觉很难受，她迫切想要住院治疗，希望姐姐作为监护人签字，但是姐姐不愿意。当时她非常失望，但也没办法，只能拖着疲惫的身躯回家。

遇到复发又没有办法住院的情况下，璐璐只能自己消化。逼自己出门，"我会扫一辆共享单车，选择一个远距离的目标，比如离自己十几公里的公园，疯狂朝着公园方向骑车，逼自己用完所有的力气，然后坐在公园的石椅上，泪水混着汗水大哭一场，再骑车回来。"

没有监护人。璐璐的处境很艰难，她无法预测下一次复发的时间，所以她尽量让自己开心一点。选择能和很多人打交道的工作。她不认为自己是一个坚强的女孩，都是生活所迫，"没办法，你当下的情况，你的原生家庭就是这样的，你唯一的最亲近的监护人不愿意帮你签字，能怎么办呢？如果医院收我这样的，我也愿意住进来。"

璐璐有时候也调侃自己，"之前看到一个因为想不开而服用大量药物的女孩，社区和警察将她强制性地绑在担架上送到医院。万一哪天情况很严重，没办法来医院，希望我不会出现在这上面。"

我想对你说

露露强调，作为一名患者，在康复的过程中，有两点至关重要，首先，一定要和他人保持良好的联系，一旦发现自己的情绪出现问题或者身体状态不对，尽量尝试与人分享和倾诉；其次，如果倾诉无法解决问题，立即寻求专业医生的帮助，不要拖延！

身为家人或者朋友，可以作为一位倾听者，多倾听抑郁亲历者的心声，倾听他们的委屈，倾听他们的感受，而不是以说教的方式去劝告他们或者提建议。每个人都是独立的个体，不要把自己的想法硬加在别人身上。

如果发现有人做出过激行为，有能力的话请及时拨打紧急电话，119 或 110 都可以，不用你亲自去救，可以让专业人士展开救援。及时发现抑郁亲历者的不对劲，就是在对方最无助、最困难、精神状态最不稳定的时候，拉了他一把，他在事后会非常感激你。她也有过自杀的念头,大脑中会突然出现1~2小时非常绝望的瞬间,但当渡过那个非常灰暗的时刻,再回头看,好似轻舟已过万重山。

 专家点评 ⋯⋯⋯⋯⋯⋯⋯⋯⋯⋯⋯⋯⋯⋯⋯⋯⋯⋯⋯⋯⋯⋯•

在璐璐的案例中,我们必须认识到居丧反应的存在。这是一种自然的情感反应,是对亲人丧失的正常应对方式。居丧反应通常包括震惊、悲痛、接纳和复原等阶段。每个人对亲人丧失的反应都是独特的,这些阶段并不总是线性发展,个体可能会在各个阶段之间反复。重要的是要理解,居丧是一个过程,需要时间来处理失落和重建生活。如果悲伤和抑郁症状持续存在,且影响到日常生活,那么可能存在抑郁症的风险。抑郁症是一种需要专业治疗介入的心理健康问题。因此,对于璐璐来说,如果她的悲伤和抑郁症状持续存在,我们应该鼓励她寻求专业的心理咨询和治疗。

璐璐的案例展示了在抑郁症治疗中,病友间的理解与支持以及自我接纳与抗争的重要性。作为精神科医师,我深刻理解到,患者的康复不仅需要专业的医疗干预,同样依赖病友同伴者和自我的力量。

病友之间的相互理解和支持对于抑郁症患者的恢复具有无可替代的作用。在一个由经历相似的个体组成的环境中,璐璐找到了共鸣和力量,这些同伴的支持成为她康复之路上的坚实后盾,提醒她并不孤单。所以我们积极地组织《"抑"起走》俱乐部,为激发更多抑郁症朋友战胜疾病的勇气。

同时,自我接纳与抗争是璐璐故事中的另一个重要因素。在与抑郁症的抗争中,璐璐展现出的坚韧和自我救赎的努力,突显了内在力量对于康复过程的重要性。面对抑郁,自我接纳和积极的生活态度是克服困难的关键。

　　总之,构建一个综合支持系统,包括专业医疗、社会和家庭环境以及个人内在力量,是帮助抑郁症患者走向康复的全面途径。

(任其欢,副主任医师)

海中的漩涡

亲历者简介

性　　别：女

出生年份：1993 年

身　　份：白领

婚姻状况：未婚

病　　程：10 年

确诊年份：2014 年

访谈日期：2024 年 3 月 12 日

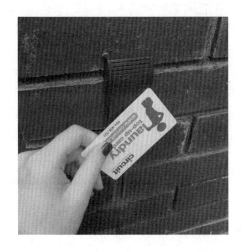

（"就算浑浑噩噩，还好我没忘记苦中作乐啊。"研究生时出学生公寓拿东西，回来的时候才发现自己拿的是洗衣房的卡，不是门禁卡。）

导读：

"作为一个海边长大的人，抑郁症在我心里就像是海中漩涡。你看得见那个漩涡，它就在那里，静静地旋转。你知道它存在，你知道它有着吞噬一切的力量，但你却无法准确预测它何时会突然变得狂暴，将你无情地卷入其中，被无尽的黑暗所包围。然而，即便身处这样的绝境，我仍然坚信，自救的力量是存在的。即使掉进了漩涡，也不意味着一切都结束了，只要我们愿意，我们完全有能力通过自救，重新找回生活的阳光。"

——卡卡

"头孢配酒"，我以为可以在美梦中往生

两年前，她还在英国读大二的时候，一天得知外婆病得特别重，她想趁着假期回家看看外婆。可是，她的爸爸妈妈却告诉她，不用特地回来，因为回来的话论文会写不完，学习也会受影响，而且外婆这边他们都在照顾着，如果实在需要，过一段时间再回来。

尽管如此，卡卡还是非常担心，她害怕万一外婆离世时，她没能陪在身边，会遗憾错过最后一次见外婆的机会。她一直在自责，觉得自己如果不出国，就可以安心在国内，外婆生病时也能立刻回家。她也觉得，如果自己不出国，家人就不会那么辛苦，不用为了赚更多的钱供她在国外生活而劳累。这种自责情绪在她心中慢慢积累，直到那一天达到顶峰。这种想法让她非常难过。在与爸爸妈妈打完电话后，国内已经是深夜了，而她身处英国，正是下午五六点。她感到特别难过，于是开始喝酒，一边喝酒一边赶论文。但是，喝酒后她的脑子很乱，论文也写不下去。正好她看到了上个星期生病时吃的头孢，冲动之下，她开始往嘴里塞头孢。在吃头孢的那一刻，她并没有感到害怕。

为了不让室友进来的时候被吓到，卡卡特意把自己的房门反锁，她想，如果锁门了，万一有什么事情发生，室友会选择报警而不是直接进来。后来她睡着了，她以为自己可以在美好的睡梦中离世。幸运的是，只剩下一颗头孢，没有造成更严重的后果。不知道是不是副作用的原因，她足足睡了十几个小时。直到第二天下午两点多，她才在头痛欲裂中苏醒。她试图下床漱个口，但一下床没站稳就磕到了墙上。那一瞬间的痛感让她清晰地意识到，自己似乎还活着。刷牙洗脸清醒之后，卡卡感到这次没死可能是上天给的另一次机会。

卡卡总是很善良，自杀时不仅考虑到室友的感受，也考虑到父母

海
中
的
漩
涡

的情绪。为了不让父母为她的死难过，她在自杀前也没有留下遗书，她希望父母把这一切理解成一场意外。

漫长的治疗经历

在第一次自杀失败后的这段时间，她的朋友注意到她的状态有些异常，觉得她需要看医生。因为卡卡的症状已经明显地反映在她的身体上，她原本是一个很喜欢做饭、分享生活的人，但那时候每天的状态都是浑浑噩噩的。室友察觉到她的状态不对，担心她可能会留级或者被退学，强烈建议并催促她去看医生。当时的卡卡只是单纯地觉得自己心情不好，却又不知如何是好。幸运的是，她得到了室友和同学的关心与帮助，得到了医生及时的诊断和治疗。卡卡现在回想起来，对这位同学充满了感激。

也就是这一次就诊，卡卡才被医院确诊为抑郁症。她原本只是感到浑身疼痛，以为自己只是失眠了。在室友的支持下，她选择咨询医生关于治疗失眠的方法。接诊的是一位全科医生，他在听了卡卡对自己症状的描述后，认为她的状况需要进一步的专业评估，于是为她预约了心理科的医生。经过一系列的测试和诊断，卡卡最终被确诊为抑郁症，这也让她感受到一丝恐慌。

当时，卡卡对抑郁症的了解并不多，觉得一旦患病就意味着情况很严重，更何况这是一种精神类的疾病，她甚至觉得前途一片黯淡。医生为卡卡开了一些药物，并建议她每周参加小组治疗活动。在这个小组活动里，大家会分享自己最近一周的经历和感受，讨论如何做一些事情让自己感到愉悦。每次活动结束后，医生还会单独与卡卡交流，了解她近期症状，对她的家庭和学习情况给予关心，并适当提供帮助。在治疗过程中，卡卡逐渐接受了自己的病情，并开始积极配合治疗。到了大学的最后一个学期，卡卡情绪相对稳定了，也顺利完成了本科学业。

我曾凝望深渊

圣诞节将至，英国街头弥漫着欢乐温馨的节日气氛，在一栋留学生公寓里，卡卡一连几天瘫在床上看着天花板发呆，也不愿意吃东西。几天后的晚上十点，卡卡将浴室的门紧紧反锁，她穿着单薄的衣服蹲在角落，手里握着水果刀，深深地割向了自己的手臂。为了让现场看上去不会太过狼藉，她将浴室的热水器开着，水打在她的身上，大量的血顺着水流走。渐渐地，卡卡开始感到头晕目眩，那种眩晕感就像眼睛在慢慢闭上，但又似乎没有完全闭上。接着，她便陷入了昏迷，失去了意识。

同宿舍楼的一个同学，之前借了卡卡的房卡，这次正打算归还。她走进卡卡寝室，听到浴室里有水声，以为卡卡正在洗澡，便打算在外面稍等片刻。但等了许久，浴室里除了水流声，一点其他动静也没有。同学开始敲门询问，但浴室里面没有任何回应。同学开始感到恐慌，担心卡卡是否遇到了危险，甚至想到了入室抢劫和绑架的可能性，于是开始用力地捶门，试图将卡卡叫醒。

卡卡的意识被砸门声唤醒，她虚弱地回应说自己没事，只是有些头晕。同学听到她的声音后，更加急切地要求她立刻出来。卡卡用浴巾简单包扎了一下伤口，便打开了门，同学立刻闻到了浓重的血腥味，看到她手上的伤口，心中一惊，责怪卡卡为什么在浴室里做出这样的傻事，随后立刻拨打了急救电话，叫来了救护车将卡卡送往医院。卡卡却觉得自己太麻烦同学了，一直坚持自己去医院，想要让同学回去，同学断然拒绝，既生气又心疼地陪伴着她，直到接受完治疗。

这次的经历非常凶险，卡卡割得很深，很决绝，血流不止，甚至伤到了筋膜。后来医生为她缝合伤口时，也在犹豫是否要缝合那根筋，因为并未完全切断，最终决定不缝，只是将她的手固定好，让伤口自行愈合。

外婆走了，万事休矣！

几天前，卡卡的妈妈突然打来电话，告诉她外婆癌症复发，情况很严重，已经住院了。听到这个消息，卡卡瞬间手脚冰凉，脸色苍白，浑身流冷汗。她那天正要去参加考试，但沉重的心情让她几乎无法迈出脚步。

卡卡的同学一直鼓励她，告诉她已经复习了那么久，不能放弃这次考试的机会。即使不及格，还有补考的机会。同学的劝说让卡卡稍微冷静了一些，她决定还是去参加考试。但她考得不太好，连续三天的考试，她几乎不知道自己在做什么。

考完后，妈妈告诉卡卡，外婆可能最多只有半年的时间了。这个消息对卡卡来说无疑是晴天霹雳，她无法想象那个一直疼爱她、照顾她的外婆将会离开她。她问妈妈能不能回去看看外婆，但妈妈拒绝了，从英国回家不方便，现在回去的话论文就来不及完成，而且很多论文资料只能在国外的网站上查到。妈妈建议她过一段时间再回去。

卡卡不由得想起小时候，由于父母忙于生意，她大多数时间是独自度过的。从小学开始，她就借住在学校老师家里，与父母聚少离多。上初中时，卡卡开始住校，差不多一个月才能见一次父母，有时甚至更久。高中时，卡卡父母便把她送出国读书，他们并没有给卡卡施加太大的压力，对她的要求就是"你觉得过得去就行"。但宽松的家庭环境并没有完全让卡卡能够保持轻松的心态，因为她有着自己的心理负担,她不想辜负父母的培养,更希望通过学习让她最爱的外婆高兴。

卡卡的外婆对卡卡总是充满了无条件的爱与包容,无论卡卡提出多么无理的要求,外婆都会尽力满足。外婆的鼓励与支持,以及对她未来的期望,都深深地影响着她。卡卡小时候为了不上幼儿园,便灵机一动说想把街上所有的早餐吃一遍,她外婆便带着她一家一家去品尝,把吃剩下的打包回家自己吃。即使外婆身体不适,也会抱着她去摘树上的花。外婆的病重给卡卡带来了沉重的打击。

在这个时候,卡卡觉得做什么事情都很没有意义,想一了百了。她原本考研究生很大原因是觉得外婆会开心,现在却因为读研,连最爱的亲人都无法去陪伴。躺在寝室几天后,在万念俱灰中选择割腕自杀。

两个月后,妈妈告诉卡卡,外婆最近状态还可以,医生说应该能等到她毕业回去。这让卡卡稍微放心了一些。但到了五六月份的时候,外婆因为癌症导致骨转移,骨头被癌细胞侵蚀得很严重,洗澡时摔骨折了,身体情况急转直下。那个时候,卡卡正在写毕业论文,妈妈怕影响她,所以没有告诉她这个消息。

直到外婆病危的那一天,妈妈才突然打电话给卡卡,告诉她外婆可能不行了。卡卡一下子慌了神,她问妈妈怎么办,妈妈说她现在回去也来不及了,连医院都来不了。卡卡感到天都要塌下来了,她极度后悔自己为什么要考研究生,如果没有考的话,至少还能陪在外婆身边到最后。那时卡卡的研究生生涯即将结束,毕业论文要在一个月后截止提交。卡卡深受情绪影响,无法按时完成毕业论文。她鼓起勇气向老师求助,希望能晚一点提交。最终,老师理解了她的处境,同意将提交日期延迟。

卡卡无法立刻回到外婆身边,她只能祈祷外婆能够挺过去,等到

海中的漩涡

她回去的那一天。遗憾的是,外婆最终还是离世了,卡卡连外婆最后一面都没有见到。这成为她心中永远的遗憾和痛楚。

我是一台工作机器

研究生毕业回国后,卡卡进入一家互联网公司工作。她的工作异常繁忙,经常加班到凌晨三四点,而早晨九点又要准时到公司上班。工作的繁忙让卡卡仿佛变成了一台工作机器。之所以说是机器,是因为就工作状态而言,卡卡无疑是相当出色的。然而,若将她视作一个有社交和情感需求的普通人,她的状态就显得非常不对劲了。这样的工作节奏让她几乎没有个人时间和空间,情绪状态也被工作推着不断变差。

由于工作的忙碌,卡卡在药吃完后并没有及时配药,或主动或被动地停药了一段时间。在此期间,卡卡经历了生理上的不适,情绪低落,但她并未意识到其他潜在的问题。

以往,她可能会和别人商量着解决问题,比如某件事情达不到很高的要求时,她会提议先完成基础的部分,然后一起想办法解决难度较大的部分。但在那段时间里,无论工作内外,卡卡对待人的态度和沟通方式都变得十分生硬。由于工作的繁忙和压力,卡卡变得像是一台工作机器,完全失去了个人的情感和稳定的情绪。她变得非常冷漠、强硬,如果同事没有达到她的要求,她就会直接质问对方为什么不能做到,甚至责怪对方忽略自己的诉求。

这种高压状态持续了很长时间,直到她的情绪和身体开始出现问题,她才意识到她的工作状态不对劲,于是便换了份工作。

摊牌

2021 年的除夕夜,卡卡和亲戚们团聚在一起吃年夜饭。饭后,亲戚们各自散去,卡卡的父亲便回房休息了,她和母亲留下来聊起了日常琐事。母亲不断地提及要给卡卡买各种东西,但卡卡却坚决拒绝,希望母亲能够好好照顾自己,把钱花在自己身上。当母亲提出要为卡卡做点什么时,卡卡依然婉言拒绝,表示自己能够照顾好自己。

其实卡卡只是不想成为父母的拖累,事事需要父母操心。她父母很爱她,愿意把时间和精力投在她身上,但这样的爱对卡卡来说压力巨大,甚至有些喘不过气。然而,母亲的反应出乎卡卡的预料。她开始质疑自己是否变得无用,被女儿所嫌弃。卡卡努力安慰母亲,告诉她自己只是希望父母能够更多地关注他们自己,过得轻松开心。

母亲的情绪有些失控,她开始对卡卡发脾气,认为她疏远父母是不孝顺。在重压和应激下,卡卡不得不向母亲坦白,她正承受着重度焦虑和抑郁的困扰,这样的争吵让她感到非常痛苦。

但母亲对此却并不理解,她觉得谁都有压力和心情不好的时候,而卡卡这是在夸大其词。卡卡不得已把药盒拿了出来,母亲看到后却更加生气,责骂她乱吃药。两人之间的争吵愈发激烈,卡卡把行李收拾好准备离开家,母亲甚至拿起一把刀架在自己脖子上警告卡卡不准离开家。卡卡和母亲两人声嘶力竭地争吵,都想在声音上盖过对方,企图让对方听到自己的心声。

在两人激烈的争执中,卡卡的父亲被吵醒。他感到十分迷茫,明明年夜饭的时候还有说有笑,现在却剑拔弩张了。他立即要求母亲放下刀并回房间冷静。但母亲却不肯,继续在房间里大吵大闹。父亲无奈之下,只能先将母亲安抚回房间,然后回到卡卡的房间与她谈心。

海中的漩涡

卡卡的父亲长期受到神经衰弱和睡眠障碍的困扰,也略懂些精神科的知识。他首先询问了卡卡的病情和医生的建议,在了解到卡卡病情的严重性后,他安慰卡卡,让她先在家里好好休息,自己会去和母亲沟通。这次谈心持续了一个小时,父女俩敞开心扉,交流了许多内心的想法和感受,相拥而泣。父亲安慰卡卡,让她这两天在家好好休息,如果愿意可以出去走走,也可以待在自己的房间里。卡卡听从了父亲的建议,整个假期也没有参与走亲戚的活动,大部分时间都待在房间里。

在准备返回上海工作的前夕,父母像往常一样为卡卡打包了一些小特产和食物。母亲走进卡卡的房间,以给她带吃的为由,开始与她讲话。虽然没有直接说"我错了",但卡卡感受到了母亲的转变,明白母亲已经逐渐接受了,并试图通过这种方式修复母女关系。

和解

后来,经过一段时间的调整,卡卡决定再次回家与母亲进行深入的沟通。这次,她选择了面对面交流的方式,因为她觉得在电话里看不到对方的表情,无法深入谈心。她借探望父母的理由回到家,希望能够好好跟父母聊一聊自己的病情。

那次的交谈很顺利,母女俩都敞开了心扉,坦诚地表达了自己的想法和感受。卡卡也尽量用平和的语气和母亲交流,避免情绪过于激动。

此后,父母也会经常关心卡卡的状况。母亲则会委婉地询问她最近是否压力大,睡眠是否安好。刚开始,母亲非常自责,认为是自己没有照顾好卡卡,才导致她生病。但卡卡及时安慰了母亲,告诉母亲这与她无关,即使父母照顾得再好,人也会生病,这是无法避免的,就像家里的小动物一样,关在笼子里照样会生病。那一刻,卡卡觉得很轻松。卡卡在访谈中表示,虽然父母快 60 岁了,但是他们非常开放包容,接受新事物相当快。在后续的沟通中,卡卡明显感觉到和父母的关系变得更加融洽。

病耻感与朋友

当谈及抑郁症的病耻感,卡卡坦言,她自己会有一些对疾病的羞耻,但更多的是因为社会公众对抑郁症不了解,担心别人的异样眼光,因此卡卡并不愿意告诉太多人自己的病情。

之前,卡卡有一个关系很好的朋友,会一起出去旅行,关系相当熟络。在一次旅途中,朋友无意间发现了卡卡在吃抑郁症的药物,于是便告诉了卡卡的其他朋友。卡卡对自己的隐私被朋友暴露感到非常生气,她觉得自己没有被尊重。尽管其他朋友都安慰她:都是成年人,不会对她抱有偏见,得抑郁症是很正常的事。但卡卡依然担心自己未来与朋友们相处会有误会,如果以后自己有些情绪上的波动,别人可能会认为是她有病才会这样。为此,卡卡与那个朋友疏远了。

目前,知道卡卡患有抑郁症的人并不多。除了父母外,卡卡只告诉了三四个朋友。其中,两位是同病相怜的朋友,一位是卡卡的发小,另一位则是她的伴侣。

那两位病情相似的朋友是卡卡在工作中遇到的。说来也神奇,抑郁在给卡卡造成痛苦的同时,也让卡卡富有观察力和敏感性。她在和这两位朋友聊天时,便觉得她们是有同样遭遇的人,她们很自然地分享了彼此的经历和感受,这种交流方式让她们能够互相理解和支持。渐渐地,她们的关系变得亲密,甚至幸运地成了几年的合租室友。平时,她们会互相询问对方服药情况,也会时不时见面分享最近的状态、

海中的漩涡

换药的感受,也会在彼此生病期间给予支持。当卡卡遇到一些小事而自责的时候,朋友总是站在卡卡的角度分析问题,宽慰她不要过于苛责自己。

发小和伴侣对卡卡来说,就像是家人一样,总是尽可能地照顾她的情绪。有时候,卡卡会莫名其妙地开始哭泣或情绪低落,她的伴侣会温柔地关心她,会陪着她。这些安慰对卡卡来说非常有效,因为她自己常常无法找到情绪突然低落的原因,如果没有别人的支持,她很容易陷入更深的情绪困境。而伴侣的安慰和理解,总能在短时间内帮助她化解负面情绪。

躯体化反应:疼痛

差不多从 21 岁开始,卡卡就时常感到腰酸背痛。有时出门走几步路,都会疼得弯着腰休息好半天。严重时,卡卡因疼痛而彻夜难眠,需要借助一些外力支撑来稍微缓解一下疼痛。她去看了医生并拍了片子,医生表示虽然有腰椎间盘突出,但按常理不应该这么疼痛,甚至痛到肩胛骨。在英国诊所,腰椎间盘突出的处理方式相对单一,医生要么开止痛药,要么用类似扶他林的药膏,症状非常严重才会考虑手术。

回国后,卡卡又看了很多医生,中医、西医都尝试过,磁共振、CT等各种检查也都做了。医生们也对此感到非常困惑,猜测可能是她平时的坐姿不太好,始终找不到确切的病因。有段时间卡卡还被怀疑是否患有强直性脊柱炎,但经过一系列的检查后,并未发现异常指标。

后来,卡卡听一位抑郁症病友提到,她的疼痛可能是躯体化的一种表现,建议她换一种药物治疗,因为焦虑抑郁也会产生头痛、腰痛、胃痛等身体不适的躯体症状。这个建议让卡卡有了新的思考方向,她考虑是否抑郁也在一定程度上影响了她的身体状况。最近,卡卡的背痛问题加剧,她与精神科医生讨论后,决定尝试新的药物。

目前来看,新的药物对她的躯体症状有所帮助,她的背痛有所缓解,睡眠质量获得改善,也没有再出现呼吸性碱中毒的情况。更重要的是,她现在也不再那么容易被糟糕的情绪所困扰了。

卡卡会主动寻求方法帮助自己,她定期与朋友外出,无论是散步还是旅行,她都乐于尝试。朋友的陪伴以及新鲜空气、外部世界的美好,都有助于她放松思维。除此之外,卡卡非常注重锻炼。即使没有朋友的陪伴,她也会强迫自己坚持锻炼。

卡卡特别喜欢小动物,在与小动物的互动中,她也能被治愈。她在家里养了好几只猫咪,这些都是她生活中的小伙伴和心灵的慰藉。每当她疲惫或焦虑时,猫咪们总能以它们独特的方式给予她温暖和安慰。在照顾猫咪、与它们玩耍的过程中,卡卡学会了更多的耐心和爱心,懂得如何去关爱和尊重生命。

短期内彻底摆脱抑郁症可能不太现实,卡卡还需要继续坚持治疗和调整,但可以看出她正逐步走向更健康的生活状态。

卡卡的心声

1. 您为什么会接受这次访谈呢?

卡卡: 因为我生病比较久了,我父母刚开始的时候很不理解,他们觉得我是矫情,抑郁就是情绪低落而已。当时我觉得非常难过的,和家人大吵了一架。在我父母了解了抑郁症的相关科普资料后才对我有所理解。我觉得分享自己的经历,也可以帮助大家理解我们这个群体,可以让公众减轻一些偏见。

2. 您对同样患有抑郁症的病友有什么想说的呢?

卡卡:其实没有必要苛求每一个人都理解你,自己理解自己就好了。我觉得很重要的一点就是,我觉得抑郁症更像是一种心灵疾病,感冒、发烧需要就诊、吃药,心灵疾病也需要就诊吃药,只是病在了不同的地方。不要因为担心别人的歧视,就遮遮掩掩,这样反而加重病情。

3. 对社会大众,您有什么想说的吗?

卡卡:如果你身边有抑郁症患者朋友,如果你想帮助他们,当他们情绪低落、难过的时候,哪怕不和他说话,只是单纯地陪伴着就好。如果无法理解他们,也请不要冷语相待,他们都是柔弱的,可能会因为你的一句嘲讽而情绪崩溃。

 专家点评

在卡卡的这个案例中,和家人、尤其是母亲谈及自己真实的情况,告诉母亲自己有抑郁症,是一件很困难的事情。

我们也看到卡卡最终向母亲摊牌自己患有抑郁症时,母亲的反应非常强烈,甚至否认孩子患病的事实,认为这是在"找借口"。

这是在很多成年人和青少年确诊抑郁症之后,家长可能会出现的反应:"不可能! 这是不是装的!"家长这样的反应经常会引起孩子暴怒或是绝望,越发坚定地相信:父母是不理解、并且不可能理解自己的。

与此同时,家长这样的反应并非不能理解(虽然表达这样的态度很可能把矛盾激化)。

随着孩子逐渐长大,他们会越来越多地向父母隐瞒他们的生活和遇到的问题。就像这个案例里的卡卡一样,父母很长时间并不知道她遇到了很大的困难。突然告诉父母,他们难免接受不了。

同时,对于孩子被诊断抑郁症,很多家长会感到恐惧和自责。孩子的诊断就像是对父母的指责——"就是因为你们这里、那里没做好,所以孩子才会得抑郁症"。这一点往往在母亲身上表现得更明显。这可能是社会传统意识中,母亲承担着更多的养育职责,也更容易在这个领域面对各种指责。

但事实上,抑郁症的病因非常复杂。我们并不能简单地认为一定是父母做得不好,才会导致孩子得抑郁症。

另一方面,父母会非常担心,这个疾病会毁了孩子,他们担心孩子患病后会无力面对学习、工作、人际关系等方面的挑战,担心孩子会面临歧视……他们可能比谁都不希望孩子生病。他们因为接受困难,就会下意识地否认诊断。

这些都提醒我们,在抑郁症等心理疾病的科普上,要注意避免把疾病的病因简单地归咎为"原生家庭",去加重父母的罪恶感,而应更多地去给抑郁症患者的家人,提供一些切实的支持和指导,帮助他们和患者一起面对和解决遇到的困难。

(姜玫玫,副主任医师)

海中的漩涡

看天空比看天花板有用

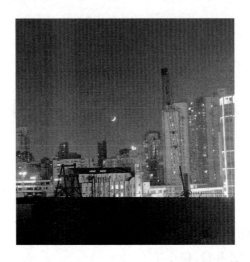

（朱女士坐在天台边赏月时拍摄的照片。）

导读：

　　朱女士患抑郁症已经4年了，她在生病的时候认识了很多抑郁症病友，他们给在治疗阶段的朱女士很多建议和帮助。现在朱女士病情已经基本稳定，但那些帮助过她的病友们仍有很多困在抑郁的泥潭里，甚至有的病友稳定了几年甚至十几年后，仍在复发。正如朱女士所说，抑郁症就像悬在她头顶的达摩克利斯之剑，她很担心疾病会复发。但朱女士在危机中看到了机会，她希望通过分享自己的治疗和康复经历，给彼此一些借鉴和鼓励，和病友们一起保持接纳的心态应对疾病的困扰。

感受死亡

2019 年夏天,朱女士在一所大专院校担任辅导员工作,日益增长的工作压力让她感到身心俱疲,内心已经有了辞职的念头。随着暑假的临近,朱女士决定利用这个机会出去旅行,放松一下心情。恰逢学校组织了一场前往西藏的疗休养活动,朱女士希望能够通过这次旅行在神秘的高原上找到内心的平静。

然而,事与愿违,她一到西藏就遭遇了严重的高原反应。尽管她在出发前已做了充分的准备,但到达后,她的身体反应却远远超出了她的预期。高原稀薄的空气让她感到呼吸困难,头痛欲裂,甚至出现了恶心和失眠等症状,使得她在西藏的大部分时间不得不躺在医院的病床上,身体上的极度不适让她的心情跌到了谷底。朱女士的身体极度虚弱,连日常的走动都变得异常艰难。高原的美景和宁静并没有给她带来预期的疗愈效果,反而让她感到孤独和无助。

在那段最艰难的时期,朱女士首次体验到了一种强烈的求死欲望,这一切都源于她身体上遭受的极度痛苦。在前往景点的长途车程中,朱女士感到极度不适,而车上又没有足够的氧气供应来缓解她的高原反应。这段长时间的痛苦经历让她感到绝望,以至于开始思考,如果能够结束自己的生命,或许就能够摆脱这种痛苦。死亡在她眼中变得不再可怕,反而像是一种解脱。

这种感觉在朱女士回到家后依然如影随形,仿佛成了她的一种"留恋",加剧了她的消极情绪。每当她再次陷入生活的低谷,她就会回想起在西藏的那个时刻,想象如果当时在那里结束生命,或许会更好。西藏的美丽与她当时的痛苦形成了鲜明的对比。她甚至想过,如果当时在那里死去,也许就不会有现在的痛苦了。

自此以后，朱女士的心中一直伴随着自杀的念头，尽管这些念头从未转化为具体的行动。她之所以没有轻生，可能是因为缺乏勇气，或者还没有到达那个阶段。她的内心斗争非常激烈。她害怕死亡，也害怕自己的举动会给家人带来痛苦。同时，她也认为自己的痛苦有一部分是父母造成的，死亡似乎成了一种报复的手段，一种让父母体会她所经历痛苦的方式。朱女士对工作厌恶无比，她觉得自杀可以作为对让她不开心的人的一种惩罚。但对她来说，这些念头更多是一种心理上的短暂逃避，而不是真正的计划。

朱女士并没有表现出特别过激的行为，但自杀的念头几乎贯穿了她整个病程。从生病到状态好转，她时常觉得活着没有任何意义，这种念头对她而言变得日常化。她经常觉得没有任何想要活下去的欲望。尤其是在某些阶段，自杀念头会变得特别强烈。每天过马路时，她都会忍不住想要冲出去找个车撞，有时甚至因为发呆时间过长，真的会不小心走到马路中央。

2020年8月搬到上海后，朱女士住在外滩附近的一栋老式居民楼。她的房子位于六楼，虽然楼房比较老旧，但幸运的是，这里附带了一个小天台。每当夜幕降临，朱女士便会独自来到这个小天台，坐在天台边缘，双脚悬在外面。从这里，她可以眺望到上海陆家嘴那璀璨夺目的地标性建筑，霓虹灯光在夜空中闪烁，彰显着大都市的繁华。

每当朱女士坐在天台上，微风拂过她的脸庞，带走了一天的疲惫和焦虑。她闭上眼睛，深吸着清新的空气，感受着这座城市独有的气息。然而，在欣赏美景的同时，她的内心却时常涌起一种复杂的情绪。她会想象着，如果就这样跳下去，是否就能摆脱所有的烦恼和痛苦，得到真正的解脱。她也会想象着如果她死了，那些不理解她、给她压力的人会经历怎样的难受，她通过这样的想象获得一丝安慰。

然而对于朱女士来说，死亡是遥远的、虚无的，痛苦才是真实的。

曾有一段时间，她选择了一种自伤的方式来应对情绪上的困扰。每当夜深人静，情绪特别低落时，她会拿起刀在手臂内侧轻轻划上几道，这样会让自己感觉稍微舒服一些。

第一次自伤是在公司的厕所里。朱女士因为内心的痛苦在那里撕心裂肺地哭泣，一边哭一边干呕，情绪几乎崩溃。为了让公司和领导感受一下"有员工在公司自杀身亡"的压力，她拿起口袋里的美工刀，准备割腕自杀。但因为恐惧，最终朱女士并没有下重手，在出现血丝时便停止，在手臂上留下了较浅的伤痕。那一刻，她心中感受到了"报复"的快感和疼痛的"真实感"。后来，朱女士也会在情绪极度崩溃时，用这种方式来释放内心的压力。

朱女士清楚地知道，自己活着是有价值的，她不应该这样轻易地结束生命。从小到大，她一直是那个能给人带来欢笑和快乐的"开心果"，她在朋友和他人眼中是一个受欢迎的人。即使在她抑郁的时期，她在不知情的人面前依然保持着这样的风格。她觉得，因为自己的存在，周围的人获得了许多快乐，这让她感到自己被朋友们喜爱，也让她觉得自己的存在是有价值的。

不靠谱的心理咨询经历

朱女士的生活压力是逐渐累积起来的，并非由单一的重大创伤性事件引起，工作压力和家庭关系是她感到情绪低落的主要原因。朱女士的工作压力一直较大，2020年，这种压力变得更加明显。因为她刚辞去了工作，不得不长时间待在家中，这也使得她在家中与父母的矛盾加剧。加上找工作不顺利，她每天都处于一种糟糕的情绪状态。

朱女士深知自己的心理状态出现了问题，她意识到自己的情况并不是简单的情绪低落，而是可能患有某种心理疾病。于是，朱女士决定寻求专业的帮助。她去了当地精神卫生中心心理科,希望通过专业的心理咨询来缓解自己的情绪问题,改善自己的心理状态。

然而,经过几次尝试,她发现自己的情绪并没有得到改善,反而变得更加糟糕。这主要来自她对当地心理咨询水平的质疑,她感觉咨询师在询问她的生活细节时,包括她最近看的电视剧、小说以及日常活动等,似乎缺乏专业性,甚至给她一种被当作小孩子在闹脾气的感觉。这种感觉让她对咨询师的专业能力产生了怀疑。

在第二次咨询时,朱女士换了另一位咨询师,但她已经对心理咨询的有效性产生了怀疑。在这次咨询中,她感到医生的态度让她有所保留,甚至觉得咨询师在嘲笑她。这种感觉让她更加难以打开心扉,分享自己的真实感受。随着咨询的进行,朱女士的这种感觉逐渐加深,她开始觉得自己被嘲笑,让她越来越难以接受心理咨询,最终停止了咨询。

一波三折的初诊

2020年8月,朱女士抱着换个环境可能会变好的期待来到上海工作,然而,随着时间的推移,她发现自己的身体状况并没有得到改善,反而越来越糟。由于经历过几次不理想的心理咨询,她自己也意识到可能需要去精神科就诊。在老家,她父母对精神问题可能持有一些忌讳的态度,使她在老家不太敢寻求医学上的帮助。在上海,她开始独自生活,让她有了更多的自由和勇气去面对自己的问题,并开始寻求治疗。

3个月后,也就是2020年11月,朱女士去上海精神专科医院就诊。尽管朱女士在就诊前已有所料,自己可能会被确诊抑郁症。然而,当做完一系列量表后,被医生确诊重度抑郁症并告知需要服用药物进行治疗,她感到了一种较大的心理落差。这种落差来自她内心的一种期待,她希望医生能告诉她问题不大,不需要服用药物。尽管她知道自己可能确实存在一些问题,但仍然希望情况没有那么严重,只是自己对新环境的不适应。

之后,朱女士开始了药物治疗,但初期的用药经历并不顺利。药物的副作用让她感到更加迷茫和崩溃,甚至一度怀疑自己就医的决定是否正确。在治疗的第一个月,她感受到了明显的副作用,时常感到头晕、恶心,服用一个月后,她觉得药物并没有带来任何改善。因此,朱女士自行中断了药物,但她的情况却更加糟糕。她开始频繁思考自杀,还出现了一些轻微的自残行为。特别是在2021年底,她的工作压力非常大,导致躯体化的症状相当明显。她在紧张的时候,甚至会出现尿失禁的情况。也会因为在公司里情绪失控,与同事发生了几次争吵。

父母得知了她的情况,陪同她再次前往医院进行复诊和药物调整。随着药物的调整和家人的陪伴,朱女士的病情逐渐稳定下来。

痛苦的根源

朱女士的痛苦主要来源于两个方面:一是工作,二是家庭。在工作上,她面临着巨大的压力和挑战,使得她感到疲惫不堪,无法找到工作的乐趣和成就感。在家庭中,她也面临着一些复杂的问题,如与家人关系紧张、家庭纷争等,这些问题给她带来了很大的困扰和不安。

(一)工作冲突

朱女士自从陷入抑郁情绪以来,已经历过三次工作上的变动。最初,她在一所大专学校担任辅导员。由于学校的教育水平整体偏低,恰逢那几年扩招,朱女士所接触的学生素质参差不齐。这种环境与朱女士之前上学所接触的同学形成了鲜明的对比,给她带来了巨大的心理落差。她每天面对这样的学生群体,不仅要做好日常的行政工作,还要肩负起教育他们的责任,这让她倍感压力。朱女士本身就是比较爱操心的性格,加上工作环境中频繁遇到的各种匪夷所思的杂事,使她糟糕的心理状态雪上加霜。

在担任辅导员的五年里,朱女士经历了很多挑战和难忘的时刻。她所带的学生中,有两名同学曾有自杀倾向。学生站在天台上想跳楼自杀,闹得"满城风雨",作为学生的第一负责人,朱女士倍感压力,几近崩溃。经常有学生身体不好,需要陪同就医,甚至有学生在她任职期间不幸去世,使得她在这份工作中倍感煎熬。

朱女士原本认为自己能够很好地帮助学生解决心理问题,但在实际工作中,她发现很多事情并不像她想象得那么简单。她发现自己和学生的习惯和思维方式存在很大的差异,很难说服学生或者给他们带来实质性的帮助。

朱女士从小生活在一个相对单纯的环境中,较少接触到复杂的人际关系。因此,当她真正步入社会,特别是面对复杂的学生工作时,那些令人难以理解的人和事让她倍感压力。她的抗压能力相对较弱,导致经常被学生的问题搞得情绪崩溃。这种情况发生多了之后,她对工作产生了强烈的厌恶感。随着工作时间的推移,朱女士感觉学生的情况似乎一年比一年差,使她对工作更加看不到希望。她很难从带学生这件事情上获得成就感,也无法感受到自己从事这份工作的意义。

朱女士对于工作的态度非常认真,她希望工作不仅仅是"混口饭吃",而是能在其中寻找到意义。然而,在第一份工作中,由于学生素质参差不齐,她很难从中获得成就感,甚至产生了生活越变越糟的恐慌感,担心自己会逐渐变成自己讨厌的人。这带给初入社会的朱女士的冲击很大,她深刻体验到了不同角色之间的巨大差异。这种割裂感不仅让她感到困惑,也让她对融入社会产生了疑问,这种无力感让她感到孤立无援。

当朱女士辞去大专的工作,开始尝试第二份工作时,她正好处于抑郁症状比较明显的阶段。尽管工作本身并没有什么问题,但由于她自身心态无法调整,最终也未能坚持下去。

第三份工作便是朱女士目前在上海的工作。朱女士来到上海后,虽然工作环境和工作内容是能够适应的,但由于之前对工作的厌恶情绪已经积累得太深,抑郁症状也比较严重,她对待工作的态度非常消极。当遇到嗓门大、性子急的领导催促时,朱女士会情绪爆发,脾气失控,甚至把周围人都骂一通。她那时候感觉每天上班就是为了什么时候能死在公司里,把那些讨厌的人气死。在症状比较明显的时候,即使是一点点的压力也可能让她感到无法承受。

(二)家庭冲突

朱女士从小与母亲聚少离多,关系并不算亲密。她小学、中学一直住校,大学更是去了外地读书,朱女士与父母的相处时间并不长。而幼儿园时期,她还太小,对家庭关系的形成并没有太多记忆。直到大学毕业后,她选择回到家乡工作,才长时间与父母生活在同一个屋檐下。

然而,这时她与父母之间的沟通已经出现了很大问题。由于童年时期缺乏足够的沟通基础,她与父母之间的矛盾逐渐增多。此外,朱女士感觉母亲从小对她的控制欲就比较强,她一直在反抗,但由于自己不够坚定,无法完全摆脱母亲的影响。在这种家庭环境的拉扯中,她感受到了来自父母的巨大压力。

在朱女士的成长过程中,她的父母,尤其是母亲,对她的学业、工

193

看天空比看天花板有用

作和生活都展现出了强烈的掌控力,从选学校到选专业到未来职业发展方向,为她安排了一切。刚上大学时,朱女士可以选择双学位学习,她原本基于自己的兴趣,想要学习小语种,并选择了其他学校的德语专业作为双学位的选项。然而,这个决定并没有得到母亲的全力支持。母亲口头上表示支持朱女士的选择,但在实际行动上却表露出她的担忧和掌控。母亲连夜坐火车赶到朱女士的寝室,要求陪同她一起去交报名表。在交报名表的现场,母亲对朱女士不停地询问、劝导。最终,朱女士在母亲的强烈意愿下,妥协地选择了工商管理专业。报名完成后,母亲便匆匆返回,整个过程像是一场梦。

尽管双学位的选择看似只是一件小事,最多只是获得一个辅修证书或双学位证书,但对于朱女士来说,它是个人兴趣和未来发展方向的重要选择。由于朱女士并不喜欢工商管理这个专业,也没有用心去学习,坚持了七八个月后,她最终选择了放弃。

大学毕业,面临保研的选择时,母亲再次跨越千里前来给她做工作,母亲总是口头强调尊重女儿的选择,但在各种决策关头,依然会施加压力,要求女儿按她的意愿做决定。

母亲在朱女士的就业方面也频繁干预,朱女士的第一份工作是由母亲介绍的,然而朱女士渴望摆脱这种被安排的生活。因此,当她寻找第二份工作时,她选择了自己行动,不再依赖母亲的介绍。但母亲的影响力无处不在,在朱女士找到第二份工作后,母亲仍然能够利用自己的社交关系为她打招呼、铺路。这种过度的关心让朱女士感到压力和束缚,她产生了抵触情绪。因此,在做了几个月后,她选择了离开。

尽管朱女士与父母之间经常会发生激烈的争吵,但每次争吵过后,她最终还是会选择听从父母的意愿。她的生活中充满了顺从与妥协,因为她从小接受的教育便是要顺从父母的意愿,她深知吃穿用度都来自父母的辛勤付出，因此认为自己应该按照父母的期望去生活。这种观念在她心中根深蒂固，使得她在面对家庭矛盾时，往往选择妥协和退让。这也导致朱女士觉得自己做的任何错误的决定都是自己活该，随后陷入了自我怀疑中，认为自己什么都做不好。

父母态度

关于病情，朱女士之前并不想告诉家人自己的情况。她觉得这只是个疾病，只要吃药就会好，当时没有意识到除了药物治疗，还需要其他的外界支持和理解。因此，她一直没有想过告诉家人，甚至觉得骗过她的母亲很容易，母亲也比较粗心。然而，骗过当医生的父亲却是件难事。

具体是怎么被父母发现的，朱女士也不太清楚。在此之前，她都尽量避免和他们谈论这个话题。2021年春节期间，父亲找到了她藏起来的药，并把所有药都翻出来，放在她面前跟她谈话。当时母亲也在场，尽管母亲一开始只是询问为什么有这个药，但朱女士从她的口气中明确感觉到他们已经知道了她的病情。随后，家里爆发了激烈的争吵。父母责怪朱女士隐瞒病情是不信任父母的行为，而朱女士则觉得正是因为父母什么事都要管，才导致她压力巨大，从而得了抑郁症。

争吵过后，朱女士父母的反应和行为发生了明显的变化。朱女士的父亲每天都会关心朱女士的服药情况和生活状况，保持着日常的交流，通过这些简单的问候传递对她的关心和爱护。她的母亲则变得小心翼翼，对朱女士的关照到了过分谨慎的地步，就像是对待一件易碎的玻璃制品一样，生怕自己的一举一动会对朱女士造成伤害。她避免提及任何可能引起冲突的话题，甚至连"抑郁"这个词都不愿意说出口，以免触动朱女士的情绪。以前，朱女士和她的母亲经常会因为工作、职业规划或婚姻等话题发生争执,而现在,她的母亲很少提及这些事情,以免给朱女士带来压力。不仅如此,朱女士的父母可能意识到自己过去对朱女士的期望过高、要求太严,他们现在更加积极地表达对朱女士的赞扬和鼓励,对朱女士做好的每一件小事都会给予夸奖。

尽管母亲态度有了翻天覆地的变化,但朱女士清楚行为的改变是非常困难的,她母亲并不会因此反思,而是会一直坚持自己的想法。母亲现在处理事情的作风还是和以前一样,先表示尊重女儿的意见,然后明确自己的立场,希望女儿按照自己的意愿行事。

值得庆幸的是,朱女士现在也慢慢意识到自己的价值并不取决于是否满足父母的期望,学会了如何在顾及父母的感受和照料自己的心理健康之间找到平衡点。她不再过分在意父母的感受,也不再因为不按照他们的想法行动而内疚。

疾病看法

朱女士的父母对她的抑郁症持有一种避讳和敏感的态度。以前,当得知朱女士的小学同学是抑郁症患者时,她的母亲非常担心朱女士与这位同学有任何联系,甚至警告女儿不要与这位同学接触。而且,朱女士的母亲坚信朱女士患抑郁症是受其患有重度抑郁症的高中同桌的"不良影响",因此,母亲对于她的这位朋友非常排斥。朱女士成功断药后,她的父亲甚至将她未吃完的药物严密地保存起来,封存在泡沫箱中并缠上胶带,放置在床底下。她的病历也被密封起来,避免无意间再次翻出来。

对于抑郁症本身,朱女士有着相对平和的心态。因为她父亲是医生,她自己对精神疾病知识也有所了解。在大学学习和实习期间,由于专业的特殊性,朱女士接触过不少抑郁症患者,这让她认识到抑郁症患者与普通人并无太大差异。她觉得抑郁症患者可以像其他疾病患者一样,通过正常的治疗和服药来改善病情。同时,她也相信医生的专业性,并且将抑郁症视为一种普通的疾病,就像人可能会患糖尿病一样,她认为自己是因为长期的心理压力而患上抑郁症的。朱女士在失落中很快调整了自己的心态,接受了需要长期服药的现实,开始了抑郁症自我管理之旅。

康复方法

朱女士现在已经成功停药一年,并且已经摆脱了自杀念头,正在逐渐康复。朱女士以她的经验分享了四种可以帮助抑郁症患者康复的方法。

(一) 坚持服药

坚持在医生专业指导下的药物治疗,对于病情的稳定和康复至关重要。在朱女士的抑郁症治疗过程中,最有效的方法就是坚持遵医嘱服药。她注意到,那些病情一直没有好转的病友们往往是因为对药物治疗缺乏恒心和信心,他们往往在感觉情绪稍微好转时就停药,等到病情再次恶化时又重新开始服用。这种服药方法导致药物治疗效果不佳,在病情反复中加重了症状。

朱女士也经历过对药物的副作用,怀疑过药物疗效,但她相信医生的专业性,始终坚持规律服药。她相信抑郁症就像其他慢性疾病一样,通过持续和规律地服药可以改善症状。正是朱女士遵循医嘱坚持服药,她才能康复得如此顺利。

◆ 看天空比看天花板有用

（二）逃避虽可耻但有用

面对压力，朱女士选择了一种更为实际的方法来应对——远离压力源。生活中有很多事情无法避免，但有意识地避开那些压力源，能更好地保证自己的心理健康。朱女士的生活哲学是"只要好好活着就挺好的"，一味逃避可能意味着在物质财富或社会地位上不会有太大的收获，她认为，保持心理健康和内心的平静比追求名利更为重要。

对于朱女士来讲，家庭和工作是她压力的主要来源。家庭方面，朱女士在工作后逐渐意识到与父母之间的矛盾日益加剧。她决定离开父母，前往上海工作。离开父母后，朱女士在上海独立生活，并且主动寻求医疗帮助。如今，她的行动算得上是成功的，她不仅在上海站稳了脚跟，还成功摆脱了疾病的困扰。

工作中，朱女士调换了岗位，从原来的部门转到了项目部门。新的工作模式让她不再需要长时间坐在办公室里，这大大减轻了她的压力。与此同时，朱女士也对自己的价值有了更加清晰的认识，她不再像之前那样怀疑自己的工作能力。现在她能够认可并喜欢自己的工作，工作体验也变得更加愉快和充实。

（三）病友支持

朱女士通过与其他病友的交流和互相鼓励，学到了很多应对抑郁症和改善心情的方法。朱女士曾经遇到过一位病友，他的抑郁症状较为严重，以致无法工作，只能在家中休养。但这位病友通过自身的调适逐渐恢复并重新融入社会，开始了新的工作，整体状态也变得很好。在朱女士状况最糟糕的时候，她主动求助了这位病友。这位病友给予了朱女士很多调整情绪的建议，也经常邀请她一起外出散步或参与一些活动。朱女士与病友之间的交流非常自然和坦诚，他们可以放下戒备地谈论病情，甚至是自杀的念头，这种坦诚的交流让她感到非常畅快。

令朱女士印象深刻的是，这位病友的方法并没有直接帮助到她，而是在康复过程中给予了她很多心理上的支持，正是这些陪伴让朱女士感到不孤单，支撑着朱女士克服抑郁的困扰。

（四）运动

在生病期间，朱女士开始尝试通过运动改善心情。她以前并不太喜欢运动，在病友的建议下，她开始经常散步，参与一些强度较小的体育活动。她逐渐发现，即使是简单的运动，也能显著舒缓她的心情。于是，她喜欢与病友们一起带着孩子在街上散步，即使不说话，也让她感到非常舒适和放松。

朱女士尤其喜欢游泳，每次感到压力大的时候，她会选择去游泳，与水的亲密接触让朱女士感觉到内心压力的明显减轻，也会让她暂时忘记烦恼，可以回家舒服地睡个好觉。

给病友的建议

"我觉得要多出去走走，哪怕是到窗户边看看空旷开阔的环境，都比躺在床上看天花板要好得多。抑郁症患者在封闭的屋子待太久，躯体和情绪状态会越来越差。我状态最差的时候就是因为长时间躺在家里，看着房间的天花板，什么也不想做，导致情况越来越差。那时候我感觉自己一点精力和体力都没有，后来我逼着自己走出家门，散散心或者做一些简单的运动，配合着药物治疗，才渐渐康复。"

看天空比看天花板有用

专家点评 ···

在当今快节奏的社会中,抑郁症如同隐形的阴影,悄然影响着很多人的生活,文中的朱女士是个不幸中招者。我们知道,家人、朋友及社会支持在抑郁症管理中具有相当的重要性,但当抑郁症真正来临时,许多家庭对于患病的亲人还是手足无措,不知该如何对待,就如朱女士的父母,小心翼翼地对待患者,并且在朱女士面前回避谈论有关于抑郁的字眼和话题。接下来我们谈谈该如何与患有抑郁症的家人交流。

对待患有抑郁症的家人,不应该采取"回避"的策略。回避不仅不能帮助家人,还可能加剧他们的孤独感和被误解的感觉。正确的做法应该包含以下几个方面:

1. 积极沟通与倾听 鼓励开放和诚实地沟通,让家人感觉到他们的感受被听见和理解。应该耐心倾听家人的想法和感受,避免批评或贬低他们的体验。

2. 提供稳定支持 建立一个安全、稳定且充满爱的家庭环境。让家人知道无论何时他们都不是孤单的人,家庭是他们坚实的后盾。

3. 鼓励专业帮助 认识到抑郁症是一种需要专业干预的疾病,鼓励并陪同家人寻求心理咨询师或精神科医生的帮助。

4. 参与治疗过程 了解抑郁症的基本知识,参与家人的治疗计划,与医疗专业人士合作,了解如何在家中实施建议的治疗方法或行为改变。

5. 鼓励参与日常活动 温和地鼓励家人参与他们曾经喜欢的活动或新的兴趣活动,但要避免强加压力,保持灵活和支持的态度。

6. 维持正常生活节奏 尽量维持家庭生活的常规,有助于家人感受到生活的稳定性和可预测性,同时根据家人的情况适当调整期望值。

7. 关注自我关怀　自己也需要关注情绪健康,保持良好的心态,这样才能更有效地支持家人。必要时,家长也可以寻求自身的心理健康支持。总之,家庭成员应当成为家人的坚实支柱,通过理解、耐心和恰当地支持,帮助他们渡过难关,而不是回避问题。

另外,朱女士能成功摆脱抑郁,除了积极药物治疗以外,还有几个做得比较好的地方,比如消除诱发因素、寻求同伴照护、增加自然光照时长等,这些都对抑郁症的治疗以及防止复发具有积极的作用。

(费玥,副主任医师)

◆ 看天空比看天花板有用

一切都是最好的安排

亲历者简介

性　　别：女

出生年份：2007 年

身　　份：高三在读

婚姻状况：未婚

病　　程：1 年

确诊年份：2023 年

访谈日期：2024 年 4 月 19 日

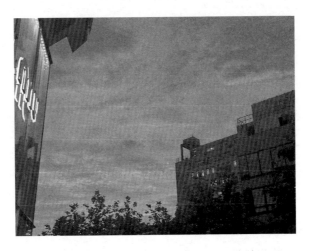

（小棋拍摄的天空，她看着天空说：爱里没有惧怕。）

导读：

　　对于小棋而言，她觉得抑郁症对她的大部分影响都是正向的，因为在确诊抑郁症后，生活却发生了更多积极的变化。因为抑郁症，小棋能够逃离长期压抑的环境，她的父母也逐渐理解她，不再逼着她上学；因为抑郁症，她有了更多的时间和机会去尝试她所喜爱的事业，并且做得很成功，也收获了自信，这应该算是因祸得福吧。

噩梦般的初中生活

　　小棋初中班主任王老师的管理方式让她颇感困惑，以至于现在想起来仍觉得活在其阴影下。王老师年轻且管理经验相对较少,"重男轻女",管理风格也十分泼辣。

王老师对校服的要求尤其苛刻,无论是冬季校服还是春季校服,都要求全班学生每天着装必须统一。只要有同学的穿着与班级其他同学不同,立即就会成为班主任眼中的"另类",并且被恶语相向。有一次,王老师要求全班学生都穿冬季校服,然而那天小棋忘记带了,当时她穿了一件浅色的衣服,在全班深色校服的映衬下,远远看去较为突兀。王老师看到后,立即愤怒地大声叫着小棋的名字,并当众责问她为什么不按要求穿校服,这让小棋无比尴尬,而众目睽睽之下,当时的小棋也足以"社死"。

王老师出生在一个重男轻女的家庭中,曾深受其害,但也没有跳出这个怪圈。小棋认为王老师在对待犯错的男同学和女同学时,表现出了明显的偏见。当男同学犯错时,王老师只是轻描淡写地提醒"下次注意一点"。当女同学犯错时,王老师会严厉地怒斥:"你还是不是个女生?"这种不公平的态度让小棋等女同学倍感压力。在一次体育课前,小棋去厕所涂了一些防晒霜,这本是女同学中非常正常的一件事情。然而王老师发现后,当着全班同学的面大声命令小棋站起来,然后开始非常严厉地批评她。整个课间十分钟,小棋都被班主任王老师批评着,直到上课铃声响起。王老师的话语中充满了对小棋的贬低,例如"把教室当妓院""天天打扮得花枝招展""整天嘴巴搞得亮亮的,真丢人"。甚至之后还一直在课堂上不指名道姓地"内涵"小棋,班上同学都听出来了王老师的用意,下课后还纷纷跑到小棋跟前"求证",这让小棋感到被羞辱,好几天在班上都抬不起头。

王老师在讲评试卷时,发现小棋的卷子错误率很高,于是她故意大声地读出了小棋的离谱答案,并且嘲笑小棋是个没有脑子的学生,引得全班哄堂大笑。课后,甚至有同学跑过来问小棋是不是卷面成绩零分。小棋顿感面部发烫，内心更是极度地尴尬和痛苦。

小棋对王老师的怨恨远不止于此，她连用两个词形容她的王老师，"无法形容""不可思议"。小棋自己都不知道初中三年是怎么熬下来的，"我现在想想都觉得很压抑、很难受"。

王老师的严格近乎偏执。为了方便管理，她要求班内所有学生必须住宿，并且周日晚上必须到校，一旦请假，周一早上到校就会被她严厉批评。学校每天下午4点20分下课，其他班级的学生都准时去吃饭休息了，但小棋的班主任却要求他们留下来背书，直到5点15分才允许去食堂吃饭，留给他们吃饭的时间只有15分钟。为了促进学生背书，王老师还会定期对背书成绩进行排名，每当有学生完成她的背书任务，王老师就会在黑板上依次写下他们的名字。小棋表示，自己和同学们都很累，常常感觉学习任务繁重、时间不够用，感觉初中每天都活得像高三学生一样。

即便很多事情王老师针对的不是小棋，但善于共情的小棋还是会为这些同学感到伤心，也加深了她对王老师的"恐惧"感。

小棋的班主任为了追求公开课的效果，曾要求班里一位会弹钢琴的女生在短时间内学会一首曲子，以便在公开课上展示，目的是为她的公开课提供更多创意。但是，这位女同学因为没有足够的时间练习弹琴，以至于她的演奏效果让王老师很不满意。为了让女学生练好琴，王老师竟然剥夺了她上音乐课和体育课的权利，甚至练不好不让吃饭。后来女同学跟小棋倾诉，她当时一个星期没正常饮食，生理、心理都承受极大的压力，感觉非常压抑，一度想从楼上跳下去获得解脱。女生的母亲当时得知后非常气愤，想向校领导反映班主任的问题，但又害怕后果会更加糟糕，就忍住了。

王老师的另一项招数让小棋感到又恨又怕——孤立。一位女生平时成绩不太好，还和班长谈恋爱了，这更令王老师厌恶她。但对待男女双方,班主任的态度令人费解。一方面,对于班长,班主任选择了宽容,只是提醒他好好学习,成绩退步就联系他家长。另一方面,班主任将其他所有女生召集起来开了长达两个小时的会议,讨论如何孤立那位女生。她甚至恐吓学生们:不可以跟那位女同学讲话,不可以借给她东西,一旦有学生违反了这个"禁令",她便会严厉地批评和指责。后来,班主任心情好转,又和被孤立的女同学敞开心扉地聊天,试图化解误会,但此事她并未和其他同学解释。小棋针对王老师前后的转变,感到自己被愚弄,认为"老师把我们当玩物一样",他们的感受老师似乎不在乎。

"威胁"和"杀鸡儆猴"是小棋给班主任王老师总结的两大法宝,王老师把它们用得炉火纯青。初中的违纪单比较有震慑力,一旦出具,学校会全校通报批评,要求学生定时写检查,并考查学生一整年的情况,一年后再决定要不要将其撤销,一旦无法撤销就会被记入档案。王老师曾扬言"不要在背后搞小动作,要是让我感到不爽的话,小心我穿小鞋穿死你们。"这句话震慑力十足。小棋有时候也不知道为什么一些挺老实的同学莫名其妙被开了违纪单。虽然小棋三年没有被开过违纪单,但她每天都生活在害怕中,有的时候晚上都不敢睡觉,第二天起床一想到还要面对班主任,就觉得无比厌烦。"悲催的班级,我们每学期末都想转学,但大家都没有成功。"小棋无奈地说道。

这样的管理也让学校看到了一个"令人满意"的结果——王老师的班级学生很"乖"。在王老师的管理下,小棋的班级纪律尤其好,其他班级乱哄哄的时候,只有小棋班上鸦雀无声,大家都不敢说话,因为害怕班主任。包括小棋爸爸在内的很多家长都很喜欢王老师,他们觉得在王老师的管理下,孩子很听话,成绩有提升。不管小棋怎么跟爸爸诉苦,她爸都无法理解她,反而轻飘飘说一句"我觉得管得挺好。"

三年过去了,初中班主任王老师对她的影响还是很大。"我到现

一切都是最好的安排

在有的时候晚上还会做到关于她的噩梦,有一次在外面旅游的时候,我又梦到她可怕的管理,对我说了很多无理的要求,我又不得不顺从她。"噩梦般的初中生活让小棋这几年一直精神紧绷,甚至出现一些轻微的创伤应激。即便现在已经上高中了,只要她稍微松懈,就会立即紧张,担心之前的班主任会突然出现把自己骂一顿。"我有时候觉得自己不配安逸的生活,就应该辛苦下去,这样才不会被骂。"

美术生更辛苦

初中这段学习经历对小棋而言像是慢性创伤,导致小棋慢慢变得精力涣散,注意力难以集中,对学习充满恐惧,尤其是遇到态度比较凶的老师,小棋的心态便会彻底崩溃,大脑一片空白。

由于小棋理科比较薄弱,又有一定的艺术天分,她在高中时选择走美术生的道路。在外界看来,美术生都是文化成绩不好的学生选择的一条捷径,混混就可以上大学。但是美术生的学习和训练并不容易,其中的酸甜苦辣,冷暖自知。

刚开始在画室学习的时候,小棋常常受到老师的赞扬,那时她对自己的绘画能力充满了自信。但后来小棋换了一个要求更高的画室学习,瞬间变成班级里相对落后的学生,突如其来的转变让小棋一时难以接受。再加上这个画室的老师要求极高,小棋感受到了深深的压抑。画室老师喜欢在课堂上来回踱步观察学生的作品,一旦发现作品不行就会大声批评。每当老师对小棋稍微严厉一些,她的手就会不自觉地颤抖,越颤抖便画得越差,她感觉自己每一笔都像是重负在肩,疲惫不堪。小棋感觉无论她怎么画,老师都觉得不行。甚至是大家都快画完的时候,老师还在指着小棋的画说,你这幅不行,重新画。

这个画室老师不仅严厉,而且布置的作业量非常繁重。小棋周一到周五需要在学校兼顾文化课,这些文化课的老师已经布置了很多的作业,周末画室的老师也安排了大量的绘画作业。这导致小棋一直处在恶性循环中:每天晚上要完成学校的作业到很晚,周末本该是休息的时间,她仍要熬夜补画室的作业。疲劳战导致作业质量不高,辛辛苦苦完成的作业得不到老师的认可,反而被老师批评质量太差。"我感觉我画的每一笔都很艰难,觉得好累,不想再画了。"渐渐地,小棋感觉难以坚持下去,产生放弃的念头。

为了让自己坚持下去,小棋不得不申请换了个绘画班级,但没有任何改善。有一次,小棋上素描课忘记带铅笔,原本只需要问旁边同学借一支笔即可,但小棋因为上一节课请假了,其他同学作品都已完成大半,而她才刚开始,还没有带画笔,这让小棋瞬间感到焦虑。她害怕和老师同学交流,站在自己的画板前很久,小棋感觉自己呼吸困难,连张嘴的力气都没有,她只能自己跑到厕所里躲起来。一躲就是40分钟,小棋仍旧没有勇气回教室,她打通了妈妈的电话,请求妈妈开车来接她回家。

那天,小棋和妈妈在外面散了很长时间步,她跟妈妈敞开心扉表示自己现在很害怕,不知道为什么会变成这个样子。小棋倾诉道:"我没有勇气进班级,没有勇气向旁边人借笔,没有勇气拿起笔去画,没有勇气接受老师的批评。我觉得很难受。"那时候小棋突然想起身边有同学因为这样的情况去精神卫生中心就诊,就和妈妈商量一起去专科医院看看。

第一次就诊

小棋仔细请教了有过焦虑抑郁就诊经验的同学,在手机上预约了医院的心境障碍门诊。经历了一系列的量表评估和压力仪器测试后,医生告知她目前处于重度焦虑抑郁状态。小棋得知结果后并没有失落，反而很欣慰，"我是真的有病，不是矫情，该吃什么药都给我安排上吧。"

服用药物后，小棋明显感觉效果不错，焦虑和抑郁情绪有所缓解，心态也保持得比较平静。因为居家康复得比较好，后来医生就让小棋继续维持药物。但一回到学校这个环境里，小棋又开始变得紧张焦虑，在教室里什么也听不懂。于是她常常借口头痛、肚子痛，请假在家上自己买的一对一的网课，这样她可以摆脱令人焦虑的环境，也可以根据自己的节奏学习。

休学

高二的时候，小棋的数学有所提高，以前她面对数学题一点办法都没有，现在可以根据公式做一部分试题。但是数学公式太多，小棋一点都记不住，于是在一次月考前，小棋偷偷准备了一个公式小抄。不幸的是，在考试的最后一刻她被监考老师逮了个正着，她只好无奈地跟着监考老师去教务处领违纪单。监考老师给教务处老师提交了小棋的"作弊工具"，教务处老师安慰小棋说："这肯定要开违纪单的，但你不要影响心态，还有好几门考试要考，你先回去，继续考下一门。"小棋当即拒绝："怎么可能不影响我心态，我真的不想再考了，再考也没有意义。"

后来，小棋没有回考场，而是一直躲在厕所里面。班主任只好联系小棋的妈妈，将小棋带去学校心理咨询室。老师们了解到小棋之前已在区精神卫生中心就诊，并且最近的状态起起伏伏，经常因病请假，便推荐她去市精神卫生中心就诊。不过也算因祸得福，小棋开心地说："违纪单最后没有开，因为老师们发现没必要为难我。"

到市级医院调整药物后，小棋感觉状态得到了很好的改善。也曾考虑早日回到学校上学。恰逢一次高中化学实验考试，班主任让她回学校参加考试，并表示肯定会通过，不会为难她，小棋也想趁这次机会重返校园。

操作考试过程中，小棋几乎是一窍不通，什么步骤都不清楚。负责考核的老师并不清楚小棋休学的情况，看到小棋的操作连连摇头，并责问她怎么什么都不会。班上一些同学听到后，还一直当笑话看。虽然结果是合格了，但小棋的心态彻底崩溃，感觉自己和其他同学根本不在一个世界里。回到班上后，小棋整个人失落地趴在桌上，上了两节课后便背起书包回了家。

"这次算是我人生的一个转折点。"小棋感叹道。原本她只是想先回家休息几天，顺便去医院就诊。由于受到心理状况的影响，此后一年多时间，小棋除了开学报到和参加重要的考试，一直没有正式返回校园学习。小棋有时候也感到困惑："那时候有一种逃避心理，让我觉得很难把学业进行下去。"

班主任老师了解小棋的情况，并没有过多为难。后来，班主任生病了，数学老师担任了小棋班级的临时班主任。他怀着强烈的责任感打电话激励小棋"挑战自我，战胜心魔"，两人聊了很久，"兵来将挡、水来土掩"，数学老师想办法劝，小棋想办法推。"我们数学老师跟我说，他说我担心你多年以后会后悔自己最美好的时光没有在学校里度过。我当时心想'放屁'，我绝不会后悔，我只后悔没离开那个窒息的环境。"小棋略带风趣地说道。

叽叽喳喳的男同学

在整个访谈的过程中，性别的冲突贯穿始终。除了小棋厌恶的初中老师有着严重的"重男轻女"的行为,其他一些男性,例如高中男同学和小棋的父亲,也对小棋产生了较深的影响。

"那次作弊后不想回校园,不是因为害怕老师,也不担心违纪单,高中的违纪单没什么用。主要是觉得太丢人了,而且我们班的男生非常烦人,很喜欢在背后说别人闲话。"小棋表示,可能是因为担心她最瞧不上的男同学们背后说她闲话,被他们站在道德制高点踩在脚下。

众口铄金,之前小棋同班的闺蜜小文就发生过一个小插曲,让小棋记忆犹新。小文平时成绩不太好,高二的一次数学周测中,她不想回家挨骂,于是就用手机作弊,把分数控制在了 60 多分,但她出乎意料地排到了班级前三。因为试卷非常难,100 分的卷子班级平均分只有 40 多分。同学们对小文的成绩都很诧异,怀疑她作弊了。尤其是一个平时成绩还不错的男生,因为考分没有小文高,他便到处扬言要实名举报小文。小文既尴尬又后悔,急得趴在桌子上痛哭。

小棋和其他女同学一边安慰小文,一边尽力维护小文的尊严。这更加让男同学恼火,气愤小文自己考试作弊还弄出一副委屈样,痛骂小棋等人"助纣为虐"。小棋平时情商比较高,她很真诚地解释道:"她是因为太着急了才哭的,她确实做错了,你平时成绩很好,你一定能考上名牌大学,不要跟她计较。"

小棋好不容易安抚了男同学的情绪,没想到其他女生因为不满男生咄咄逼人的态度,在朋友圈吐槽"这群男生真烦人"。这一下立即激怒了那位男同学,他随即在班级群里发了一篇很长的骂人"小作文",大致内容就是批评小文、小棋等人是狐朋狗友,三门成绩加起来没有别人两门高,并且用了很多恶劣的词语,例如"当婊子立牌坊"之类的。小棋看到后非常生气,她立即将事情汇报给了班主任,表示男同学做法非常过分。第二天,班主任很严肃地批评了这位男同学,但他并不服气,认为是小文等人有错在先。后来,为了继续报复小文,男同学怂恿其他男生一起在网上匿名攻击小文。因为小文是体育生,平时经常和男生打篮球,他们甚至造起黄谣,谩骂小文是"公共汽车"。最后,这位男同学也得到了应有的惩罚,领到了一张违纪单。

正是由于小文的前车之鉴,那次月考作弊被抓住后,小棋更加担心她这件事也会被班上的男同学揪着不放,甚至会更加疯狂地嘲讽。"我害怕被他们伤害,他们就像苍蝇一样,什么事情都要在耳边'嗡嗡嗡'。"出于自尊心的考虑,小棋感觉自己没有脸回到教室里。

爸,你生不出儿子的

在小棋的印象里,爸爸是一个有责任感、有正义感、有担当的爸爸。当她得知她的爸爸外面有一个"小三"的时候,她顿时感觉世界崩塌了。

在小棋的认知里,她觉得爸爸出轨的主要原因是想要一个男孩。小棋的老家有重男轻女风气,小时候,小棋就听别人说他妈妈怀她姐姐的时候,她爸爸很期待是个男孩。姐姐出生后,她爸爸很希望第二胎是个儿子。"我爸之前在我们面前说他自己绝对不会重男轻女,没想到他在背地里就是这样的人。"听说爸爸跟"小三"近几年还生了一个儿子后,小棋备受打击,她甚至开始对自己身为女孩这一身份产生怀疑。

当时小棋刚上初三,她从姐姐那里得知爸爸在外面养了个"小三",还和"小三"有一个女儿,小棋生气地嘲讽爸爸:"你生不出儿子的。"去年暑假期间,小棋的爸爸将第三者和他们的儿子带回了老家,小棋得知后有些震惊:"他都快 50 岁了,还真生出了儿子。"因为家庭环境的影响和初三学习的压力,小棋那一年情绪都很低落。

好爸爸的形象崩塌后,小棋开始细数爸爸的种种不负责任的行

一切都是最好的安排

为。"他是一个两面三刀的人,以前我们家的事业做得很成功,现在都被他一个人搞砸了,让我们全家亏了很多钱。"

最让小棋反感的是,她的爸爸非常"鸡娃"——不切实际地鼓励小棋报考名牌大学。小棋上高中后,爸爸时不时就跟她说老家张三考上了清华,李四考上了北大,我知道你也一定行。小棋的爸爸在网上看到别人推荐的名牌大学,就让小棋去查分数线。这让小棋大为恼火,"我不想查,我根本考不上,为啥一定要让我查?想考你自己去考,我天天拿你跟马云比,你肯定也不乐意。"

支持的力量

虽然不幸患上抑郁症,但从这段经历看,小棋无疑是幸运的,她得到了家人朋友的全力支持,她妈妈便是其中最大的支持者。

在确诊抑郁症之前,小棋妈妈就一直宽慰和陪伴她,当小棋躲在厕所里不敢去画画时,妈妈立即将小棋带回了家,虽然她那个时候并不了解女儿状态的原因,也没有横加指责、发泄不满。

由于家庭内部的一些原因,妈妈与小棋相依为命,互为依靠,无论何时何地,她都一直默默地陪伴和守护在小棋身边。小棋休学后提出要创业、做上门化妆的工作时,妈妈既没有放任不管,也没有嘲讽打压,而是全力支持,每次都坚持接送小棋。令小棋印象深刻的是,在一次上门化妆的途中,因为长时间堵车,客户等得不耐烦而将订单取消,小棋在妈妈车里感到非常愤怒委屈,不停地砸车发泄。妈妈心疼地抱住她,不停地安慰她,逐渐稳定她的情绪。时隔多日,小棋依然记得那时的场景,对妈妈充满了感激。

小棋妈妈表示知道小棋患抑郁症后,就告知了其他家庭成员,希望他们能第一时间知情,也希望他们不要给小棋增加太多的压力。小棋妈妈很豁达,她觉得只要小棋做自己喜欢做的事情就行,不是所有人都要走读书这条路,她能做的就是尽量多花一些时间去陪伴小棋。小棋爸爸的态度也发生了很大的变化,他不再指责小棋不去学校上学,也不再鼓动小棋考名牌大学,他还多次跟小棋说,健康最重要。

让小棋感觉不那么孤独的另一个重要人物就是那个热爱摄影的闺蜜。当她听说小棋被诊断抑郁症后,并没有理会其他同学对于小棋的嘲讽。她表示百分百理解,小棋遭遇的事情她能感同身受。当小棋遇到困难时,会给她打电话倾诉,例如遇到令人生气的客人,他们互相吐槽,还积极展望未来,讨论以后合作开摄影工作室事宜。

什么是成功?

不同的人、同一个人在不同年龄段,对成功的定义都不相同,差异来自个人价值观、成长经历、教育背景,等等。小棋在成长过程中,对成功的认识也在不断探索。

小棋在家休息期间一直想做一点自己感兴趣的事情。她有一个闺蜜喜欢摄影,不上学的时候在网上接单给别人拍照,挣了不少钱。小棋开始分析自己的优势和特长,最终将"赛道"选择了化妆。她开始尝试在网上接单帮人化妆,一开始收费很低,一单30~50元,外加20元左右的路费。没想到第一个月订单量爆棚,一个月赚了一万元。当时小棋心里特别骄傲,"我不去学校,依然可以做好很多事情,我可以打拼自己的事业。"

经过一个月的试练,小棋开始慢慢涨价,最后涨到一单100多元。恰逢国庆黄金周以及万圣节等节日,小棋一个月赚了两万多元。连小棋的妈妈都有些佩服她,看到女儿的满足和自信,也不再逼着她回学校学习了。

事业上的突然成功让小棋异常激动，底气十足。以前，小棋就听到很多人在背后议论她，说她很蠢很懦弱，就算以后能出国，回来之后啥也干不了；还以为画画很厉害，结果最后也没坚持下来。为了找回被践踏的尊严，小棋故意向那些同学展示自己奋斗的成果，看到他们羡慕的样子，小棋变得自信、豁达了，"我知道他们也在背后骂我，但我已经'扭转乾坤'证明了自己，我就没有放在心上。"后来，小棋一边赚钱，一边学画画，之后的美术联考成绩也很不错，获得了事业、学业双丰收。

大学必须上，但不必是现在

谈到理想，小棋表示，她没有具体的理想，理想也一直在变，但她很想成为一个成功的人——工作顺利、朋友相亲、家庭和睦。

再看看现实压力，小棋又有些沮丧，"现在压力越来越大，学历一直在贬值，起码要有个本科吧。但是我已经花了我全部的力气，还是很难。"对于小棋而言，成功必须建立在有一个本科学历的基础上，这是社会的隐形要求，哪怕赚到钱以后再去考一个成人本科。

由于长期缺课，小棋的应试状态不算很好，即便参加高考，也很难考到理想的大学。出于多方面的考虑，小棋决定不参加高考，先休息一两年，继续发展自己的美妆事业，同时学习托福，通过自己的特长申请国外大学。"我想喘息两年，不是很想马上出国读书，我的英语和美妆技术还需要继续提高。将来在国外还可以在学习之余开一个化妆工作室。"小棋的规划很明确，这也得益于她家人的理解和支持，才让她在这个年纪有了难得的松弛感——不是所有人都需要马不停蹄地完成各种人生目标。

给读者的话

"对于抑郁症病友,我希望大家在学习生活中能少一点内耗,如果你一直踩着刹车,另一边又一直踩着油门,看似车辆没动,但其实消耗特别大,我们要放平心态,积极地去调节自己的心情。

我觉得最重要的是身边的人,尤其是家人能给予更多的理解,他们的帮助和理解会让我们感受到温暖,像我家人就特别理解我,如果他们一直逼我去上学读书的话,我可能也没法康复得这么好。"

 专家点评

小棋原本出生在一个外人看来幸福、经济条件优渥的家庭,然而在父亲重男轻女的思想下,她成了一个不被父亲期待的孩子;作为这个不被期待的孩子,却因为父亲的爱慕虚荣,她还要肩负父亲的期待艰难成长,只为她想成为她心目中"父亲"想要的那个样子。

为了父亲的期待,她一直想努力成为一个积极且向上的好孩子,可是在她原本应该被好好尊重的那个年纪,却被送进了一所管理极度严格的寄宿学校,在这里,她不可以不服从老师的要求,否则就要在众目睽睽中被当众羞辱;不可以做女生喜欢的事情,否则就是道德败坏,不守校德的坏学生;不可以做差生,否则就要被老师各种内涵,甚至要剥夺吃饭、休息或上其他课的权利……

这段经历深深印刻在小棋的身体里,即使离开了那里,她还会梦回这所学校,梦到那个让她时刻胆战心惊的老师,梦到她被当众羞辱的场景,梦到自己的无力和无助。这段经历不是想抹灭就能随意抹灭的,这段经历它真实地存在于小棋的身体里,就像一个伤口随着时间的推移，似乎已经好了，但那个伤口痊愈后留下的瘢，永远都留在身体里，无法抹灭。

外面的世界很大，会有洪水猛兽，会有狂风暴雨，可是"家"是我们每一个人温馨的港湾。当我们在外面遭遇困境、遭遇伤害、遭遇不公的时候，家会给到我们一个温暖休憩的场所，会给到我们心灵的支持与抚慰，让我们的伤口得到抚平，心灵得以平静，这样我们才能够重整旗鼓，重新充满力量地去跟外界抗争，去不断探索。

小棋在妈妈的支持下，在医生和心理治疗师的帮助下，得以慢慢康复和成长，她是幸运的，可是我们身边还有无数的小棋，他们能有小棋这样的幸运吗？

（徐韦云，副主任医师）

密不透风的网

亲历者简介

性　　别：女

出生年份：1993 年

身　　份：小学老师

婚姻状况：未婚

病　　程：16 年

确诊年份：2017 年

访谈日期：2024 年 3 月 15 日

（坚持一天，坚持一天，再坚持一天……不去想后天和遥远的未来，活在每天 24 小时的生活里，慢慢地，终会迎来拨开云雾见天日的一天吧！）

导读：

"患抑郁症这件事，我已经接纳了这个事实。过去的那些痛苦的经历，我很希望能真正释怀，与自己和解。然而，每当这些回忆涌上心头，我的生理反应似乎表明我并没有完全接纳。这就像是一张密不透风的网，把我紧紧束缚，而我在其中挣扎，努力在细小的网孔中寻找一线希望，找到支撑自己继续前行的力量。"

——安心

无法言说的过往

安心在七岁那年遭受了性侵犯，那是一段模糊又痛苦的经历。那时的她，天真无邪，对周围的世界充满了信任。然而，就是这份信任，被她的一些邻居男孩和男同学们所践踏。

在一个放学的下午，阳光斜洒在回家的路上。安心和几个男同学结伴一起向家的方向走着，聊着天。他们似乎和往常一样，没有任何异样。这时候安心遇到比他们年长几岁的邻居哥哥，他把安心一行人带到了一个偏僻的河边，伙同男同学们对安心动手动脚，最后甚至将她的裤子脱掉，对她实施性侵。安心完全被吓住了，她僵在那里，不知道该如何反应，也没有勇气反抗。

由于年龄太小，安心并不清楚这究竟意味着什么，只是懵懂中觉得是被欺负了。甚至在男同学们威胁她不要将此事告诉她父母时，她才开始感到一种莫名的恐惧和不安。她感觉这一定是一件非常不好的事情，但具体有多么严重，她并不理解。

事后，那些男生像什么都没发生过一样，各自回家。而安心，则带着满心的恐惧和困惑回到了家。她不敢告诉父母这件事，因为她害怕被责骂，更害怕被误解。于是，她选择了沉默，将这段痛苦的记忆深深埋藏在心底。

随着时间的推移，这段记忆并没有在安心的脑海中淡去。相反，它像一颗定时炸弹，在安心青春期引爆了。到了初一的时候，随着对生理知识的逐渐了解，安心开始意识到那段经历的严重性。小时候被猥亵的画面，像挥之不去的幽灵一样，在她的脑海中反复出现，让她无法控制自己的思绪，不自觉地全身出汗。她开始感到内疚和自责，"为什么这种事会发生在我身上？""为什么我当时没有反抗？""如果没有

密不透风的网

发生那些事情该多好!"这些想法在她脑海中不断盘旋,让她无法释怀。上课的时候,虽然耳朵能够听到老师的声音,但脑海里却不停地闪现着过去的那些痛苦记忆,她的心思完全无法集中在课程的内容上。

渐渐地,安心开始出现各种症状,如注意力不集中、记忆力减退、情绪波动等。她无法专心学习,也无法与人正常交往。她的内心充满了恐惧和不安,仿佛被一层阴影笼罩。

这种状况一直持续到大学,在大学快毕业时,由于空闲时间的增多和睡眠质量的下降,安心的症状愈发严重。那段时间,安心耳鸣严重,大脑中不断回响着像知了叫声一样的嗡嗡声,从早到晚持续不断。这让她无法静下心来清晰地思考问题,遇到突发问题时也难以做出清晰的判断。让她困扰不堪的是,她感觉每天的生活都像是在梦游,仿佛自己与周围的世界之间隔着一层玻璃——虽然知道自己在做什么,周围有哪些人,但无法感受到真实。

对这次性侵事件的始作俑者——那位大几岁的邻居男孩,安心的态度是复杂的。一方面是愤怒和憎恨,这位男孩的举动对她造成了难以磨灭的伤害,导致她这么多年一直活在性侵事件的梦魇之中,情绪低落,身体也出现各类症状。这么多年,安心对其他人一直很难建立信任感,尤其是在与异性相处时,她感到悲观、不知所措。导致抑郁症的各类原因里,安心认为她7岁遭遇性侵的事件占到70%以上。另一方面,随着时间的推移,安心对他还有同情,她觉得这个男孩在一定程度上也是受害者。在安心被性侵的前一年,这个男孩的姐姐被同村的大叔性侵了,当时,此事闹得沸沸扬扬。安心上大学后,接触了很多心理学方面的知识,她想从愤怒中慢慢走出来,开始试图去"谅解"。她猜想当时小男孩的行为可能是出于模仿或者报复的心理,他同样是性侵的受害者。但是,安心也意识到,这种想法只是安慰自己的一种解释和借口。对于性侵的痛苦经历，她的内心始终无法接纳，也不愿轻易原谅。

"我没有，不是我偷的"

安心父母的养育方式对她的性格和情绪也有明显的影响。她父母更倾向于采用一种打压式的教育方法，在安心的记忆里，无论她做什么，父母的反馈往往都是指责，很少给予鼓励或具体的建议。他们经常拿"别人家的孩子"与安心比较，这让安心觉得无论自己怎么努力，都无法得到父母的认可。

在一次初三的考试中，安心的成绩不是很理想，她父亲严厉地批评了她。他用失望的语气指责她，说她越来越不如以前，没有进步反而退步，以后会考不上好学校。他没有和安心一起分析原因，也没有给安心建议和帮助，只是不断地施加心理压力。可即便是 10 分做到 9 分，安心的父母依然会责怪她为什么会差 1 分。持续得不到鼓励让安心逐渐失去了自信和动力，变得越来越怀疑自己。

其实，安心当时的心理状态已经较差，注意力也难以集中，偶尔的一次成绩退步，换来的却是父亲的失望和指责，这让她感到内心十分委屈和难受，她非常渴望得到父母的支持。所以当安心在外面与同学发生矛盾时，她也不敢向父母寻求帮助。她知道，即使告诉父母，他们也不会站在她的角度去解决问题，反而会指责她，把问题的矛头指向她。这样的家庭氛围让安心感到非常孤独，也让她在之后的生活中习惯性地指责自己，遇到问题第一反应便是自己的错。

挫折总是接二连三，另一个对安心产生重大影响的事件是在她小学二年级时被冤枉偷钱。那天，安心的母亲不在家，家里只有她的父亲和爷爷、奶奶。父亲发现家里放着的 100 元现金不见了（20 多年前的 100 元很值钱),找了一圈没有找到,询问家里其他成员都说不知道。她父亲非常着急,便认定是安心偷拿的。他用了皮带抽打安心,打得她浑身淤青,满身伤痕。安心不停地否认偷钱、不断地求饶,但她的父亲并未理睬。

在安心经历了一顿不公正的体罚后,真相才慢慢浮出水面。她的家人在事后去村里小卖部询问时发现错怪了安心——钱被安心关系很好的邻居朋友偷去小卖部买了零食。但父亲并未因此向安心道歉,仿佛这件事情像没有发生一样。

虽然后面邻居将钱赔偿了,但对安心来说,这件事情的影响远远没有结束。对她而言,这次事件不仅仅在当时造成了身体上的伤害,更在心理上留下了深刻的创伤。她觉得父亲没有给予她最基本的信任和尊重,事后也没有获得安慰和道歉,这些都是无法用金钱衡量的痛苦。以至于事情发生后的一两年时间里,安心的心理创伤依然比较严重,她经常会缺乏安全感、想事情走神、注意力不集中等。即便事情过去很久了,当安心的母亲提起这件事时,安心仍然无法抑制自己的情绪,眼泪不自觉地流了下来。

我与世界隔了一块玻璃

从初一开始寄宿生活后,安心的睡眠质量就开始变得不佳,短时间很难入睡。学校宿舍是上下铺结构,一个宿舍大概住有 20 位同学,空间相当拥挤,环境也比较嘈杂,让安心感到不太舒服。特别是在刚开始住宿的时候,安心经常因为想家而失眠,往往要到 12 点左右才能真正入睡。

大家晚上 9 点多仍然会一起聊天,大多数时候,安心会躺在床上静静地听着同学们的谈话,遇到感兴趣的话题,偶尔会加入群聊。但当大家都安静下来,渐渐进入梦乡的时候,安心却翻来覆去无法入睡。她常常躺在床上两个小时都睡不着,大脑却抑制不住兴奋,各种思绪纷至沓来,无法停止思考,导致安心神经系统一直处于亢奋状态,无法休息,加上初中每天早晨 5 点左右就要起床,睡眠问题对安心的日常生活和学习造成了一定的影响,她每天都非常疲惫,就像是迷糊的灵魂拖着沉重的身体过日子。

渐渐地,安心的状态开始变得有些奇怪,她感觉周围的一切都变得虚幻、不真实,像是隔了一层玻璃。安心早上醒来便感觉精神恍惚,不知道自己在哪里、在做什么。这种状态不仅仅是起床的时候才有,有的时候在上课时也会出现,甚至与别人交谈时,也会偶然感到精神恍惚,导致安心的注意力越来越难以集中。因此,在与别人交流时,安心一直努力控制自己的思绪,尽量让自己聚焦在聊天内容上。别人能轻松做到的事情,安心却要用尽全力去控制自己。

三战高考

白天上课时,安心常常由于身体的疲惫而打瞌睡,更多的时候,她处于一种精神恍惚、心不在焉的状态。初中的时候,这种情况还不算严重,安心的成绩也能保持在年级前 10 的位置。但是到了高一,情况就变得不太乐观。身体的症状对她的注意力造成了严重的影响,她发现自己完全听不懂老师在讲什么,尤其是数学课。后来,安心干脆不勉强自己听老师讲课,她选择自己看书学习,一点点理解知识点。高二分科时,安心没有选择理科,因为理科更偏向于逻辑思考,这对注意力难以集中的安心来讲无疑是一种折磨。

去了文科班后,安心的成绩逐渐有所回升,但精神恍惚和注意力不集中的困扰依然还在,她的学习之路并不顺利。高二、高三两年,她用尽全力学习,成绩却始终在中等上下。

经过高中三年跌跌撞撞的学习后,安心参加了高考,最后成绩刚到二本线,选择大学和专业方面并没有太多的余地。她看到了父母眼中的期待和失望,失落感几乎将她淹没。在父母的劝说下,安心选择了复读。那一年,她几乎将自己封闭在书本和试卷中,每天从早到晚都在不停地学习。然而,复读的压力和身体的不适让她时常感到焦虑不安,她担心自己再次辜负父母的期望。

第二次高考,虽然她的分数有所提升,但仍未达到一本线。这让安心感到十分沮丧,她觉得自己已经付出了那么多努力,还是无法取得理想的成绩。最终安心还是去上了大学,她选择了英语专业。然而,安心很快发现这个专业不太适合她,英语专业的学习难度远超她的想象。大量的单词、复杂的语法让她力不从心,安心努力地去记忆,但是身体的症状让她很难记住东西,就算记住了也往往很快就忘记了。这种无力感和挫败感让她越来越失去信心,她开始怀疑自己的价值。

那段时间,安心一直感到头阵阵隐痛,浑身乏力,仿佛被无形的重物压得喘不过气来。更加糟糕的是,她的记忆力似乎也在逐渐减退,甚至连一些简单的事情都记不住。有时,她会忘记刚刚做过的事情,甚至忘记一些重要的日期和约定。这对于一个需要大量记忆的英语专业学生来说是非常致命的。

大半个学期下来,安心的状态越来越差。她常常感到疲惫不堪,情绪低落。学习上的巨大压力和困扰让她始终无法摆脱那种低落的状态。她感到自己仿佛被困在一个黑暗的角落里,无法找到出路。

尽管身心如此难受,安心却并没有往疾病这个方面去想。她以为这只是学习压力和情绪问题导致的暂时现象,稍作休息就能恢复。然而,随着时间的推移,安心的身体状况并没有任何好转的迹象。渐渐地,萌生了退学的念头。

　　同时,安心还经历了一件让她心灵受到巨大冲击的事件。一天,她听说隔壁宿舍楼的大四学姐跳楼自杀了。这个消息像一颗重磅炸弹,在她的内心引发了巨大的波澜。她开始反思自己,担心自己是否也走到了绝境,是否有一天也会无法忍受而选择相同的结局。这种担忧和恐惧让安心更加坚定了退学的想法,她觉得自己已经无法继续承受学校那种压抑和紧张的环境,需要给自己一个喘息的机会。

　　安心的老师和家人一开始并不理解安心的决定,他们曾多次劝说她坚持下去,担心退学对她的未来产生负面影响,也担心她退学后会变得更加消极。但安心坚决要求退学,并多次与他们沟通,努力让他们理解自己的身心状况。最终,在安心的坚持下,他们达成一致意见:安心先休学半年以调整状态。

　　休学后,安心回到了家中。她试图通过休息来调整自己的状态,但那种焦虑和低落情绪似乎成为她生活的一部分。她常常一个人待在房间里,不愿意与外界交流。一个学期后,安心还是办完了退学手续。

　　但是,休学在家对安心来说始终不是长久之策。虽然父母并没有天天在她面前埋怨她无所事事,但未来的不确定性带来的焦虑让安心决定再次复读,准备第三次高考。

　　再次复读高三的这一年,是一场更为漫长而煎熬的马拉松。安心不仅要面对繁重的学习任务,还要承受内心的焦虑和抑郁。她对自己的未来已经没有太大的目标和期望,只求考上一所当地的师范学校,学习教育学,未来当一名老师。

　　这次复读期间,安心的情绪状态一直不太好。她时常感到焦虑和沮丧,甚至会有一种无助和绝望的感觉。繁忙的学习生活让她没有时间去寻求专业的治疗,她只是默默地承受着,努力坚持学习。

幸运的是,安心的家人一直都很支持她。他们给予她足够的鼓励和理解,让她能够坚持下去。家庭的支持成为她度过那段艰难时光的重要力量。最终,安心的高考成绩比前两次有了显著的提升,她成功地考上了一所心仪的 985 大学,学习了教育专业。

抑郁不可怕

安心在 2017 年年底被诊断出患有抑郁症。在此之前,她的症状虽然频繁、持续时间长,但每隔一段时间都会缓解,这种状态已经伴随了她很多年,安心一直没有找到原因,她以为这是成长过程中的常态。

大学即将毕业时,安心开始感到耳鸣,用她的感受准确地描述叫"脑鸣",整个大脑不受控制地听见夏天蝉鸣一样的"嗡嗡声",从早到晚持续不断,只有睡着的时候才勉强不受其影响。安心希望能够找到治疗耳鸣的方法,从而摆脱长期以来的困扰,她在网上查找自己症状的治疗方法,网上推荐她去神经内科就诊。于是,她前往了学校医院神经内科就诊,脑 CT 检查并没有显示什么异常,医生开了一些脑病方面的药物,服药一个月后,安心的状态没有改善。后来医生建议她去学校的精神科就诊。经过一系列量表测量和精神检查,安心最终确诊为抑郁症。

确诊后,安心的内心感受与别人并不太一样,她当时是有些开心的。难受了那么长时间,现在终于找到了原因,接下来可以进行专业的治疗,安心看到了一丝获救的希望。之后,安心每两周便会去医院开一次药,失眠等症状也获得了一些改善,坚持到现在依然比较平稳,没有太多的起伏。

除了药物治疗,安心还开始尝试接受心理咨询的帮助。在校医的建议下,她主动预约了学校心理咨询中心的咨询。通过精神分析、认知行为疗法等,她与心理咨询师一起深入探索内心世界,寻找导致抑郁的原因,结合情绪调节技巧改善心理问题。改善心理状况是一个漫长而艰难的过程,安心逐渐学会了如何放松自己以舒缓压力,但一些症状还是无法完全缓解。

家人是康复的良药

初中之后,安心与父母的关系并不那么亲密,但家人给她的安全感以及她自己对疾病的担忧促使她主动向家人告知了自己的病情。一开始,安心担心父母会像别的家长一样,把问题都归咎于安心自己身上,但父母包容的态度让安心出乎意料,她像吃了一颗"定心丸"。

确诊抑郁症的那天,安心打电话向父亲透露自己被确诊为抑郁症,感觉自己什么都做不了。她父亲耐心安慰她说做不了什么就不做,没关系,好好治疗就行。尽管父母并不清楚抑郁症是什么,也无法在具体事务上提供帮助,但他们鼓励安心要保持乐观,不要过于焦虑,他们的态度让安心感受到了家人的理解和包容。

安心的弟弟比她小12岁,两人关系还不错。去年,安心在与弟弟的一次聊天中,将自己患有抑郁症的情况告知了弟弟,弟弟当时有些惊讶,但并未过多询问原因,跟父母一样,展现出了家人的包容和理解,建议姐姐多出去散散心。弟弟现在还在上学,学习生活比较忙,所以安心和弟弟的联系并不是特别频繁,但安心依然能够在每次的交谈中感受到弟弟的关心和支持。

现在安心觉得自己的状况并没有什么大问题,但她仍然会主动跟父母聊聊近况。她和父母讨论病情时,父母并不再刻意回避,常常安慰她要以平常心对待,不要钻牛角尖,积极治疗,凡事不要勉强自己。

密不透风的网

"病耻消除"，任重道远

对于抑郁症，安心的认识和感受也在变化。正如安心所说，如果她初中就被告知患抑郁症的话，她可能会觉得非常羞耻，对未来也会感到迷茫。因为那个时候，周围人对心理疾病不太了解，往往会对病人抱有较大的偏见和误解。

随着时间的推移，安心通过阅读一些心理学书籍，对心理疾病的了解更加深入。她认识到消极情绪对人来说是很正常的，也是成长过程中必然会经历的，而心理疾病与其他慢性身体疾病一样，需要长期治疗，最重要的是要正确对待他们。

当然，病耻感是很难忽视的，尽管安心内心深处认为抑郁症只是一种让人情绪低落的普通疾病，但在生活中会或多或少受到病耻感的影响。

在工作中，安心几乎没有与别人谈论过自己的疾病，她没有勇气告诉别人，害怕被误解，担心别人知道后会对她投以异样的眼光。这些顾虑让她在与别人交流时显得处处小心翼翼。

安心非常渴望朋友的理解，她只将自己的情况悄悄告诉了一位同事。这位同事是她在学校里非常要好的朋友，她们是同一批进入学校工作的同事，宿舍也挨得比较近，她们共同经历了很多，彼此之间非常信任。正因为这种深厚的信任，安心在与她相处时感到比较轻松、有安全感，一次聊天中，安心顺口提及了自己的心理状况，而这位朋友非常理解她，与安心交谈时反应也很平和，没有表现出太多的惊讶。这对安心来说非常宝贵，她感受到了朋友的关心和支持，也让她在面对心理问题时不再那么孤独。

谈到病耻感，安心分享了一个学校里的故事。她带的初三班级中,有一位王同学有一段时间可能正处于抑郁状态,他一直在看关于抑郁症的书籍。安心对此很感兴趣,想跟王同学借阅一下,但王同学旁边的女生立即主动提出为安老师换一本书看,王同学的这本书不适合班级里的人阅读。女同学一边说着、一边拿着另一本文学类书籍递给安心,周围同学的笑充满了"内涵"。这样的反应令安心觉得非常惊讶,同学们看待这本书的眼光有些不太正常,似乎觉得这本书是禁书,不应该出现在教室里,"正常人"不应该去看这种书。但那其实只是一本普通的抑郁症科普读物,对疾病的不了解让同学们对这类书充满了排斥和偏见。

王同学阅读关于抑郁症的书籍更多的是出于"自救"。安心敏感地观察到,王同学这学期上课经常打瞌睡,下课期间有时候也会趴在桌子上直接睡着。在一次聊天中,王同学表示自己感觉"熬不住了",无论是身体还是精神都感觉特别疲惫。安心听了之后非常理解这位学生,他们作为毕业班学生,面临着中考的压力,每天晚上 10 点半以后睡觉,第二天早晨 5 点多就要起床上早读,每天的休息时间非常少,身体和精神都面临巨大的压力。

安心感慨现在的学生面临的压力远比她那时候大很多,学生心理健康需要全社会共同关注,而安心所在的学校在心理健康教育方面较为缺乏。就在这个学期开学初,安心带的班上就有一位女生因为抑郁而休学,最终因为各种原因不得不选择退学。由于对疾病的不了解,其他同学对心理疾病讳莫如深,或视为洪水猛兽,或认为是不正常的。对此,安心感到难过又无奈。

治愈自己,照亮别人

对于安心来说,在人生前 30 年里,最快乐的是属于小学的那段日子。在小学,老师们的教学方式相对轻松,给予学生更多的自主性。丰富多彩的活动也让安心感到十分开心,她不需要死板地坐在教室里接受灌输式的教育。这种宽松而有趣的学习环境让安心能够充分发挥自己的想象力和创造力,享受学习的乐趣。虽然小学时期安心经历了一些创伤事件,对她后来的生活造成了非常大的影响,由于当时还年幼,这些事件并没有立即对她产生严重的影响。所以,小时候的快乐也得益于这种"过去了就过去了"的处理方式,不会想太多。这就是安心选择来学校当老师的初衷——希望通过与学生们的相处,实现自我疗愈。

在这几年的教学过程中,安心发现与学生们的互动和交流,给她带来了许多快乐和治愈的力量。她与学生们的相处,不仅能够让她更好地理解学生的需求和困扰,也能够从他们身上学到很多经验和智慧。

同时,安心还开始思考将自己的经历转化为积极的行动,去帮助那些可能遭受过类似伤害的人。未来,她可能去参加像"女童保护"等志愿服务项目。通过参与这样的活动,她希望能够为改善社会环境和保护他人的权益尽一份力。

对读者的话

"当焦虑、抑郁这些负面情绪如潮水般汹涌而至时,我们可以害怕。但不必让这些阴霾过度侵蚀我们的心灵,因为它们也是我们情绪世界中的一部分,是我们心灵深处的真实写照。它们的出现并非坏事,可以让我们更深入地认识自己,理解自己的内心世界。我们可以尝试换一种视角去看待这些负面情绪。与其把它们看作是敌人,不如将它们视为引领我们探索自我的向导。当我们学会以平和的心态接纳这些情绪，我们就能从中汲取力量。"

 专家点评 ....•

世界上有的人拼命在追求刺激，而抑郁症患者一生只渴望内心的平静。所以才化名为"安心"吧？内化的道德感，也就是我们常说的"超我"，像一张密不透风的网，把她紧紧包裹得快要窒息。她说当回忆涌上心头时，才发现自己并没有对过去释怀。我想说：女孩，七岁，你在最脆弱的阶段遭遇了重创，哪有那么容易放下啊！痛是要从意识到有伤以后才真正开始，每当"阴雨天"就会发作，可能需要一辈子去疗愈。

心疼她终于在撕裂中成长了起来，从初中开始觉醒，逐渐学会了一些防御——否认，合理化，反向形成；但它们只能部分、暂时缓解，却不能根治创伤给她带来的情绪症状——焦虑、抑郁，生物学症状——失眠、早醒、认知障碍——注意记忆减退，躯体化症状——耳鸣脑鸣、头痛乏力，以及感知障碍——非真实感。

近年来"原生家庭"成了心理学的热门词汇。我们的各种心理病，或者各种行为，都可以追溯到原生家庭的"罪"。

安心的家庭可以说是错误教养的典范。过高的期望同时，缺少信任和尊重，缺少鼓励和建议，只有打压；拿孩子进行比较；甚至冤枉她盗窃，事后还没有道歉和安慰。当然生物-心理-社会的三要素都很重要，只是安心的家庭不仅没有提供心理支持，反而给她残破的精神世界不停地补刀，以至于在长年累月的贬低中，即使她比大多数人优秀，这事实也变得不再重要。她逐渐习惯了忍耐，习惯了自我否认，习惯了放弃自尊，因卑微而导致的抑郁心境变成了常态。直到学姐的死亡惊醒了她，才终于开始反抗，把自己的需求放到第一位，不再为讨好别

密不透风的网

233

人而活。幸好,安心最终得到了恰当的诊治,她的家庭终于也有所警醒,一切都在向好而生。

幼年时,家庭是我们的小环境,长大后,社会是我们的大环境。抑郁症是一种疾病,它的滋生离不开环境的土壤。但愿我们的土壤越来越富有防病的知识,能开出健康的心灵之花。

(陈天意,副主任医师)

裂痕与光

亲历者简介	
性　　别：男	
出生年份：1989 年	
身　　份：白领	
婚姻状况：未婚	
病　　程：5 年	
确诊年份：2019 年	
访谈日期：2023 年 5 月 31 日	

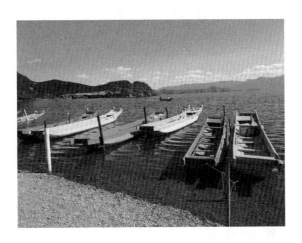

（抑郁症无疑是生命中的裂痕，是人生的寒冬，但要用尽全力积极努力地生活，从裂痕里透进了光，从抑郁中生出了花。）

导读：

陈华，1989 年出生，有 5 年的抑郁症史。他说他最喜欢"万物皆有裂痕，那是光照进来的地方"这句话。在他看来，抑郁症就像他生命中的一道裂痕，刚开始他会惧怕和讨厌，随着时间的推移，他内心悄然发生变化，这段患病的经历，犹如照进他生命中的一道光，让他能够重新认识自己、理解生活。

裂痕与光

在他 34 岁的生命体验中，有过与医院无数次打交道的际遇。2019 年 11 月，他第一次踏入精神专科医院的大门。当时，他长期饱受失眠困扰,几乎整晚都无法入眠,晚上 11 点多上床,躺下后 1 个多小时还是无法入眠,后半夜会浅浅入睡,但也就二三个小时,他尝试过睡前听舒缓音乐或喝牛奶,但都没有任何效果,这种状况持续了大半个月至一个月。长期的睡眠不足导致他白天工作难以集中精力。

在就诊之前,陈华认为精神科医生类似于心理咨询师,就是通过聊天了解情况,再提供建议,如影视里的剧情那般。令他没想到的是,整个就诊过程让他深刻感受到了细致与温暖。精神科医生为他进行了全面的检查,包括验血、脑电图和一系列心理量表测试,并仔细询问了过往的生活经历,从读书到工作中的一些重要经历,都一一记录在病历里。

诊断结果给自己吃了颗定心丸

在得知自己患上抑郁症的那一瞬间,陈华心里的石头反而落地了,这个结果在他的预料之中。在此之前,他在网上做过一些心理量表,显示为有抑郁症倾向,这个诊断结果给他吃了颗定心丸。

陈华在外企任职,从事与制造业相关的工作,长期 KPI(绩效考核)让他倍感压力,刚开始是分心劳神和烦躁,后逐渐发展为不想上班。由于母亲之前患过焦虑症,家人对精神疾病有一定的了解。最初是母亲建议他去医院就诊,他内心有些挣扎,认为能够靠自己的意志战胜疾病,但一两周后,情况不仅未得到改善,反而更加严重了。最终,在家人的陪伴下,他鼓起勇气抱着试一试的态度前往医院就诊。

就诊过程并不痛苦。在精神专科医生的梳理下,他意识到自己的抑郁症与自己的性格及人生中的一些低谷有关。2015 年,陈华因工伤病休了大半年,那段时间他的心理状态极差,对生活充满了悲观,甚至有过自杀的想法,是家人和朋友长期的关怀,让他始终没有勇气迈出那一步。他还发现,自己的几次复发经历都与工作有关,这或许是与工作在自己的人生中占据很重要的地位有关。

让光照进来

在治疗初期,陈华明显感受到药物的副作用。他常常感到头脑发胀,恶心想吐,身体仿佛被一股无形的力量束缚着。每当下午二三点钟,他都会离开办公桌,去厕所或其他地方稍作休息。好在一个月后,这些症状逐渐减轻。医生说这是正常现象,是身体适应药物必须经历的一个重要阶段。幸运的是,他成功挺过来了。

2021年,服用了两年精神类药物后,陈华觉得病情已经稳定,不需要一直依靠药物维持精神状态,尝试依靠自己的力量进行心理调节,他把想法告诉医生后得到支持。在医生的指导下,他从一天服用三次药物慢慢减到一天两次,由一粒减到半粒。幸运的是,减药的过程对陈华并没有产生很大的影响。

除了接受医生的指导,陈华对抑郁症的认识更多来自对疾病信息的关注和收集。生病之后,他读了大量关于心理方面的书籍,自学了很多抑郁症知识,也常常通过知乎、豆瓣、微博等新媒体,了解了许多抑郁症亲历者患病经历,特别是一些名人的故事,如英国首相丘吉尔也曾患过抑郁症,如女作家蔓玫在她的《抑郁生花》一书中也提到自己有重度抑郁症。2019年,蔓玫的《抑郁生花》出版,央视对她做了一个专访,她从亲历者角度做了一些分享。这些分享和故事就像一道光,重新照亮了陈华黑暗的生活。

网上关于抑郁症的报道很多,但都聚焦在名人中,实际上很多普通人没有被关注到,甚至有很多人并没有意识到自己的状态是抑郁症。陈华在旅游的过程中会遇到一些抑郁症亲历者,大家会分享治疗的过程,大家的康复状态不一样,有些人会排斥工作,生活上比较苦闷;有些人虽然比较外向,看起来开朗爱笑,但一个人时的状态会很差。陈华在别人的故事中得到了很多启发,他也会经常复盘自己的经历。他觉得自己比较感性,容易想太多,或陷入过往的事情。他接受自己的感性,但会有意识地去梳理自己的情绪状态,给自己一些积极的暗示和引导。

这段患病经历对陈华的人生观产生了影响,使他意识到生活不会一帆风顺,总会遇到挫折。这些经历最终成就更强大的自己,这是人生当中的一段特殊经历,也是宝贵的人生财富。

以前的陈华觉得想要得到的东西一定要得到,想做的事情一定要做好。而在确诊后,他心态变得更加随缘随和,觉得不要去想太多,"命里有时终须有,命里无时莫强求",自己要学会放过自己,尝试跟自己和解,不要把自己束缚得太紧。陈华认为,想要完全摆脱抑郁症的阴影很难,现实中完全康复的案例很少。女作家蔓玫康复一两年后复发,所以患者需要做好打持久战的准备,因为生活中的很多诱因会让你再次陷入消极状态,这是不可避免的,只有坦然面对。陈华并不害怕复发,认为如果复发是难免的事,还不如顺其自然。

把光洒出去

陈华最近在看央视的纪录片《我们如何对抗抑郁》,并深受启发,于是参加了这次访谈活动,希望以亲历者的视角引导社会公众正确看待抑郁症群体及他们的家人。得了抑郁症不是一件可耻的事情,也不要误以为是做了坏事或是亏心事才会患上抑郁症,无论是开朗还是内向,名人还是普通人,都有可能患上抑郁症。对于个人而言,如果觉得自己有抑郁倾向,还是要跟周围人倾诉,不要把自己关在屋子里,倘若

裂痕与光

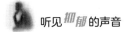

情况比较严重,就需要求助专业人士。

如今的陈华看起来很豁达,其他亲历者的故事、书籍、纪录片给了他很大的力量,帮助他释放自己,走出抑郁状态。他表示,自己淋过雨,看不得别人再淋雨,希望为别人撑一把伞,并希望自己能够把伞传递给更多的人。接下来他会积极参加公益活动,以亲历者的视角帮助更多人走出抑郁症的"泥潭"。

专家点评 ···•

失眠可能是很多疾病的首发症状,其中也包括抑郁症。而长期的睡眠剥夺也可能导致情绪的改变。有的人可能会误认为抑郁症是矫情,明明在别人眼中工作顺利、家庭幸福、儿女孝顺,有什么可不开心的呢? 其实有的抑郁症是"先天不足"。就像健康人待在一起一个月都没事,而白血病患者就算单独隔离在一间,也有严重感染的可能。所以抑郁症不一定能通过"自我调节"而缓解,就像感冒,不吃药也许能扛过去,但如果是流感,那就得寻求医生的帮助。

陈华的母亲曾患有焦虑症,因此他是有家族史的。有将近一半的焦虑症患者伴有抑郁症状,这些都说明陈华有一定的抑郁症遗传基础。因有家族史而担心罹患遗传性疾病,这对陈华来说是一种慢性应激。好在他的社会家庭支持系统很好:家人积极建议和陪伴他去医院就诊,人生低谷的时候也有朋友长期给予关怀。而抑郁症诊断以后,陈华仿佛靴子落地,反而释怀了。他的应对方式也是成熟的——人不是神仙,都会生病,有病就接受治疗。这些因素预示陈华的抑郁症预后不会很差。

很多抗抑郁药在治疗初期都可能产生一些不适应,以头痛、恶心最为常见,但几周以后这种感觉通常会逐渐减弱。首次发作的患者一般会被要求治疗至少半年,复发一次要治疗至少两年。病情缓解以后,精神类药物需要逐渐减量至停药,突然停药可能更容易导致复发。

除了药物治疗,心理治疗也是抑郁症的重要治疗方式之一。案例的最后,陈华通过自己在疾病中的经历,来帮助其他和他一样的患者,可以说是一个"大团圆"的结局。心理学中非常成熟的一种防御便是:升华。陈华在心理治疗的成长过程中逐渐学会了接纳,拥抱不完美的自己,把挫折当作经历和财富。

最后要提醒抑郁症患者,当有消极想法时,这种念头可能会反复出现,不论亲人、朋友还是心理热线,一定要及时寻求帮助。

(陈天意,副主任医师)

◆
裂痕与光

一个中年女人的救赎与成长

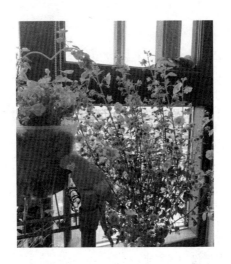

（这张照片是我病情稳定后喜欢上养花，右上角可以看到小鸟来筑巢了，一切都往好的方面发展。）

导读：

二月末，正值春寒料峭的季节，50岁的沈洁如约走进我的访谈室，她穿着暖色调大衣，齐耳短发，皮肤白皙，热情又略带拘谨地跟我打招呼。我为她泡了杯咖啡，正午阳光透过玻璃洒进咖啡里。我们像两个久别重逢的老友一样，她慢慢说，我静静听，中间有沉默，有唏嘘，更多的是彼此间阅历的碰撞……

与儿子的矛盾

沈洁，一位50岁的单身母亲，带着读高中的儿子在生活的漩涡中挣扎。工作压力、亲子矛盾,都让她倍感焦虑。直到某一天,她发现自己可能患上了抑郁症。2023 年 5 月,她走进虹口区精神卫生中心,在这之前的一年,她跟孩子之间的冲突愈演愈烈,因为孩子沉溺于上网打游戏。

她说自己个性要强,对自己及儿子的要求都很高,属于完美主义者,无论是读书还是工作,一旦未达到预期的标准,自己就会很内疚很难受,有时候把自己和身边人都逼得太紧了。

在沈洁看来,之所以抑郁症会找上她,首先是自己有抑郁的"基因",因为做事情她总会想要追求完美,希望把方方面面都做好;另一方面,她又渴望别人对她的付出有所认同,她常常觉得身边的人对她的付出认为是理所当然,这让她很不舒服。儿子也认为沈洁的抑郁症是她自己造成的,他能感觉到妈妈的情绪状态不好,说让沈洁不要管他就好了。妹妹也劝她对孩子少操点心。但他们都没有得过抑郁症,没有办法感同身受。

儿子读初中时成绩不太好,这成为自己与儿子之间最频繁的冲突导火索。很多时候,愤怒情绪没有及时宣泄出来,最后只能憋在心里,久而久之形成内伤。

儿子进入高中以后,沈洁对他已经没有什么要求了,她觉得孩子大了不能再管得过于严格。令她没有想到的是,孩子的青春期出现得比同龄人要晚,但对抗却来得非常激烈,孩子总是半夜爬起来躲在被子里面打游戏,第二天起不来不愿意去上学。那段时间沈洁备受折磨,她尝试过跟儿子沟通,但是儿子觉得时代不同了,上网打游戏很正常,身边同学都在玩。在沈洁看来,玩网络游戏就像是赌博、吸毒一样会上瘾,她很担心儿子会走火入魔。生活中的矛盾也有很多,比如说儿子回家后鞋子、脏衣服乱放,不吃营养均衡搭配的饭菜却要点外卖、奶茶。跟他讲多了,他会觉得自己啰唆。在她看来,现在的父母不好当,以前的父母都不管孩子,但是孩子不会出大事,而现在一出事就是大事。沈洁住的那栋楼有一个品学兼优的初中生,开学的时候跳楼了。沈洁的领导也有类似烦恼,他的太太跟他正值青春期的女儿之间关系闹得很僵,为此女儿还咨询过心理医生。

沈洁儿子的班主任跟她说,现在青少年的心理健康问题很严峻。她去精神专科医院就诊时发现,候诊人群中有很多青少年、儿童的身影,她内心常常为此感到难受。

庆幸的是,儿子与自己是两种不同性格的人。儿子要是有情绪,是要往外爆发的,一开始沈洁担心儿子冲动之下会做出出格的事情来,但事实上只要在他冲动的时候不去激怒他,还是可以把他的情绪抚平。

工作不顺利

在进国企之前,她一直在外企工作,在石化行业也是小有名气的,职场工作顺风顺水。她处理过很多棘手的工作难题,在她看来,没有什么人是不能沟通的,没有什么问题是不能解决的。42 岁之后,她决定换种轻松的方式生活,于是跳槽去了国企,本来觉得国企的上班时间稍微灵活一点,进来之后发现国企的工作氛围跟以前待的公司完全不一样,每个人就像是流水线上的一颗螺丝钉,只要按照流程操作,即使不高效也不会有自下而上的合理化建议。最让她不能接受的是人与人之间的复杂关系。

之后沈洁采取了一些比较消极的行为,比如她把自己的办公区域跟旁边的办公区域隔开,把架子抬高一点,把工位挡住。她想着把事情做好就行了,不用去理会那么多的人际关系。沈洁觉得既然不认同彼此之间的价值观,那就自己跟自己玩,大家都相安无事,做好自己手上的工作就可以了。但自己终究还是被企业文化的差异和价值认同所影响，工作中的不开心会让她整夜睡不着觉。

母亲的影响

小时候母亲对她的要求很高，一旦她成绩下降，母亲会直接动手打她。那时候也不流行科学养育，家庭教育方式都是比较传统粗放的。沈洁现在看来，母亲是家庭中非常重要的角色，一个家庭中，如果母亲是一个严厉暴躁的角色，女儿的性格会受到很大影响，将来的婚姻可能会不太顺遂。儿子年幼的时候，她跟丈夫的婚姻亮起红灯，她选择了早做了断，于是她带着儿子离开了。

沈洁曾参加过一个抑郁症俱乐部，参加的人中患者是少数，多数是患者父母。她发现，这些父母多数是不尊重孩子的，他们在团体中非常强调自己的付出和努力，似乎在指责孩子辜负了他们的付出，没有更好地康复。沈洁听了非常难受，于是她站在患者的立场上发了言。有一次沈洁实在受不了了，她被气得浑身发抖，感觉抑郁症快复发了。后来沈洁问俱乐部负责人，为何不说明还有家属参加，而且家属都是以五六十岁的为主，声音提得很高很尖锐，像吵架一样，这让她觉得非常不适，之后她就没有再去参加过这个俱乐部的活动。

如今，母亲在岁月的加持下也变得温柔和善解人意。沈洁将自己有抑郁症的事情跟母亲说过，出乎意料的是，她非常开明，说沈洁如今的这种状态应该去医院就诊。

大医院治疗经历

44岁时，沈洁发现自己的状况不佳，很容易为一些不开心的事情

247

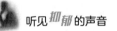

哭泣,性格有点像林黛玉。由于睡眠不好,当时医生给她配了安眠药。然而,服下安眠药后很快能入睡,但早上直到上班药劲还没下去,这也让她觉得很难受,经常会影响到工作。

很多人选择专业机构帮助自己之前,其实有一段时间是不知道自己该怎么办的,而沈洁能想到去专业机构,是因为她阅读过大量相关的科普文章,对自己的情况有个大致的了解。

沈洁觉得自己不适合去大医院就诊,用她的话讲,那里的医生就像流水线作业一样,节奏太快了,医生没办法给每位患者太长的时间,可能还没听你讲完病情,药就已经开出来了,或者说专业的建议已经提出来了。但是这个病是需要医生听患者慢慢讲述的。

她说她的脑子打结了

沈洁第二次发病的情形还历历在目。当时确实是很严重了,她半边身体都不能动了,行动很迟缓,走路要依靠拐杖,到了无法正常工作和生活的地步。但那时沈洁并不知道这是由抑郁症引起的躯体症状,沈洁猜想是神经系统出了问题,之后就去拍了 CT 以及头部磁共振,检查结果显示没有问题。又看了中医,医生说这是木僵(中医称之为"痹症"),可服了一段时间中药,病症并未缓解。

她也不想躺在床上,只想坐在那儿,什么事都不想干,手机也不想看,眼睛只盯着一个方向看,很空洞,看上去傻傻的样子。脑子里也不想东西,就像一团糨糊,根本无法去想事情,就连吃药也没办法入睡,已经有轻生的念头了。但在清醒的时候,会有另一种声音,促使她去想还要承担些什么,比如说孩子还没满 18 岁,有养育孩子、赡养老人的义务,想到自己就这么毁了会不甘心。她觉得靠自己的力量是没有可能恢复健康了,于是再次寻求专业人士的帮助。

遇到契合的医生，感觉很幸运

沈洁看过很多医生，在她看来，每位医生都有各自的优势、各自擅长的领域，治疗适不适合，关键要看患者跟医生的契合度，这一点非常重要。虽然有些人会经历反复试药的痛苦过程，但沈洁觉得自己是幸运的，她没有经历反复试药的阶段，医生对症下药，目前她吃的是曲唑酮及舍曲林，是典型的治疗抑郁症的药物。医生详细科普了各种应对突发状况的方法，如果这些解救方案仍然没有什么效果，就得马上来医院。出乎意料的是，这些方案她都没有用过。另外，医生也跟她说了，不要想着立竿见影，可以等半个月，稍微有一点点好转都是好的。实际上第二个星期的时候就已经见效了，比预期的要快，脑子里的"结"有了松动的迹象。

适合自己的就是最好的

沈洁觉得自己的进步比较大，最明显的是在她的团体课结束以后，她就明白了问题出在哪里。团体课是通过正念法让她接受自己，也接受她儿子的状态。哪怕某一刻产生了悲伤、被误解、人生没有意义的想法，意识到了，就先接受它，不去评判好与坏，仅仅接纳生活中发生的一切。

另外，一定不能独自待在屋里，哪怕只是在小区里、在阳光下走一走，不能让自己闲在那里胡思乱想，要去找点事情做，任何想做的事情都可以。可能当下你不知道自己最想做什么，但你可以去行动，在行动的过程中，会发现能够给自己带来一些乐趣或者能够分散自己注意力的事情。如果你真的出不了门，也得强迫自己换个房间坐坐，因为你最喜欢的那个位置就是抑郁的位置。

听说宠物能治愈人心，但沈洁不喜欢宠物，家里就没有养过小动物。沈洁觉得宠物的治愈效果也得分人，前提是真心喜欢动物。喜欢的事情就去做，不喜欢的事情，哪怕觉得那是应该做的也不做。康复的方法有很多种，没有必要被条条框框束缚，适合自己的就是最好的。即使别人说这件事情对你有好处，如果你的爱好不在这里，也达不到理想的效果。只有找到自己喜欢的事情并去做，才是最有益的方式。

沈洁有一个倾诉对象，是她的朋友，虽然是非专业人士，但会主动开导她，会跟她说"接纳你自己就可以了，你行的"。道理沈洁都能理解，如果换作是她去劝别人，她也会这样说。因为他是非专业人士，单纯鼓励的方式对抑郁比较严重的人未必有效。作为抑郁症患者的朋友，沈洁希望他们不要过多地去跟患者讲道理，也别问他今天有没有感觉好点，而是应该问他的感觉是怎么样的，可以陪伴他，尽可能倾听或一起做些什么。千万不能喋喋不休地灌输所谓的"心灵鸡汤"，多数时候只要陪伴就好。

生病之后，反而活通透了

在沈洁看来，得抑郁症并不全是坏事，在治疗的过程中她想得通透了，比如制订了计划没有按时完成、事情没有处理得更好，她接受这个结果，因为这个结果才是此刻自己能够做到的。沈洁以前是一个比较在意别人感受的人，而现在她最关心的是她自己的感受。还有一点她认为非常重要，就是她觉得自己是为了别人好，但是到最后一片好心别人却并不领情，甚至觉得她没必要这么做。所以现在除非别人主动向她寻求帮助，否则她不会主动帮别人做些什么的。

　　沈洁想着再过一阵就减药。之前都是一粒半,后来医生说曲唑酮可以减成一粒,安眠药停掉试试看。其实她这次吃药的时间并不算长,才一年不到。说明她已经成功了,这令她很开心。但是不能擅自减药,要谨遵医嘱,慢慢地减药。沈洁打算减药之前再去做一次测评,根据测评结果再做决定,因为减药是一个非常复杂的过程。有一次她忘记吃药,当天漏吃了一次,第二天就感觉不舒服了,突然就觉得头痛、恶心。所以停药还是要谨慎一些,因为再复发的话就会很难受。沈洁也不着急快速减药,在她看来这个药与治疗高血压、糖尿病的药是一样的,只是希望慢慢减掉就可以不依赖药物了,而且吃药就像是每日的功课一样,还要定闹钟,也很麻烦。

 专家点评 ··

　　沈洁所面临最大的困境和挑战:儿子的教育问题。首先,网络成瘾是一种行为障碍,表现为对互联网的过度依赖和无法控制的使用。这类问题在青少年中尤为常见,可能导致学业成绩下降、社交隔离和心理健康问题。在处理青少年叛逆问题时,建立良好的沟通和信任关系是至关重要的。家长应该尊重孩子的个性和需求,给予他们适当的自由和支持。要激发孩子的学习动力和自律,家长需"立规矩,划界限",确保孩子在有序的环境中"身正不怕影子斜"。规则应与孩子共商,既符合家长期望又适合孩子能力,让孩子"心服口服",乐于遵守。界限设定应明确,如"学而时习之,不亦乐乎",帮助孩子建立时间管理意识。家长应坚持规则和界限,"一视同仁",避免"人浮于事"。同时,家长要避免"越俎代庖",要给予孩子"当家作主"的机会,鼓励其自我管理和决策。面对困难,家长应鼓励孩子"自力更生",培养其独立解决问题的能力。此外,家长可以通过"点赞鼓劲"增强孩子学习动力,"一分耕耘,一分收获",表扬孩子的努力和进步,设定长短期目标,并鼓励孩子"奋发图强",为梦想奋斗。

沈洁的案例展示了抑郁症治疗中的几个关键要素:自我接纳、正念实践、生活方式的调整、人格成长与自我救赎、药物治疗与减药的重要性。

1. 自我接纳与正念实践　沈洁通过团体课和正念法学会了接纳自己及儿子的状态,这是抑郁症治疗中的一个重要步骤。正念法帮助她接受并意识到自己的情绪和想法,而不是立即对它们进行评判或反应,这有助于减少抑郁情绪的持续时间和强度。

2. 生活方式的调整　沈洁意识到不能长时间独处,而应该外出活动,哪怕只是在阳光下散步。这显示了生活方式的调整对于改善心理健康的重要性,包括定期的体育活动和确保有足够的自然光照射,这些都被证明对抑郁症患者有益。

3. 人格成长与自我救赎　生病后,沈洁对生活有了更深刻的理解,更加关心自己的感受,不再过多干涉别人事务。这种人格成长是抑郁症带来的意外收获,也是治疗过程中的一个重要部分。沈洁意识到,尽管抑郁症带来了痛苦,但它也提供了一个重新审视自己和生活的机会。通过面对自己的弱点和挑战,她学会了更加同情和理解自己,进一步增强了自我效能感和抵抗力。此外,她的经历也激励她去更加关爱和理解他人,认识到每个人都有可能经历类似的苦难,这种共鸣使她在社交关系中变得更加包容和理解。

4. 药物治疗与减药　沈洁计划在医生指导下减药,她知道这是一个复杂的过程,需要谨慎对待。她将药物视为治疗的一部分,希望逐渐摆脱依赖。这体现了药物治疗在抑郁症管理中的作用,以及在适当时候寻求专科医师调整药物的重要性。

沈洁的案例体现了抑郁症治疗的多样性和个性化,以及患者在康复过程中的自我救赎和人格成长。作为精神科医师,我们的任务是引导患者面对挑战和困境,帮助他们全面康复。

(任其欢,副主任医师)

◆　一个中年女人的救赎与成长

童年谋杀了我的快乐

亲历者简介

性　　别：女

出生年份：1971 年

身　　份：银行职员

婚姻状况：已婚

病　　程：15 年

确诊年份：2008 年

访谈日期：2023 年 3 月 14 日

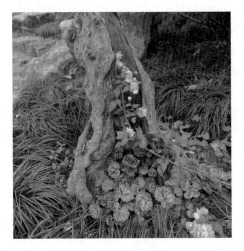

（公园随处可见蓬勃的生命力。）

导读:

　　"我从来就不是一个特别开心的人",宝爱在访谈结束之际,试图向自己也向我们诉说内心的悲伤。童年的不幸经历,让她在以后的人生中,一度饱受精神折磨和摧残,当抑郁悄然而至时,她甚至选择了却余生。童年如何治愈一个人,童年也会用相同或加倍的力量摧残一个人,如何理解童年,如何与过去和解,宝爱的例子生动却也沉重,这不就是我们经历的平凡人生吗?

　　初秋的夜晚已略有凉意,连日暴晒下的大地终于得以喘息,聒噪的飞蝉和青蛙在这样的夜晚也选择了早早休息。孩子们最喜欢这个季节,白天可以下河摸鱼捉虾,直至太阳斜挂在天边,晚上不用忍耐高温,用一盆凉水从头浇到脚底后便可安然入睡。

　　宝爱这年八岁,过完暑假就该上二年级了,在家属大院里是出了名的乖乖女。但她无论怎么懂事,比起大她六岁的姐姐,宝爱显得有些多余,不讨喜。这也不能全怪她,20世纪70年代的浙北县城,宝爱的出生浇灭了整个家族对赓续香火的期望,随之父亲也逐渐和母亲变得疏离。

　　"童年记忆里,大多数时候我住在母亲的单位宿舍里,姐姐住在奶奶家,父亲住在自己的单位宿舍。"宝爱跟我细数着不多的家庭成员。"但很奇怪的是,父母的单位宿舍虽离得不远,他们却很少相聚。家,从小对我来说就是一个不完整的概念。"

　　和小伙伴疯了一天,躺在靠窗铺着凉席的床上,微风轻拂玩累了一天的小脸颊,月光洒在小宝爱的嘴角、胸口、腿上、脚尖,像一床薄如蝉翼的银丝被,在妈妈香甜的怀抱里,美美地睡去。这夜,突然狂风骤作,合页玻璃窗被拍打得吱吱作响,扰乱了宝爱的美梦。朦胧中一个翻身,宝爱差点撞到坚硬的水泥地面,半睡半醒之间,有点恍惚的宝爱企图钻进妈妈的怀里,但摸遍了整张床也不见妈妈的踪影。

　　恐惧瞬间袭来,宝爱贴着床沿坐定,没有呼喊,没有开灯,和往常一样用被子将整个头紧紧地包裹,不想听见隔壁刺耳、让人难以启齿的声音。这已经不是母亲第一次到隔壁房间去了,气愤和害怕充斥着她幼小的心。

　　"放在以前我什么也不敢说,我也不知道该怎么做。"八岁的孩子面对这一切,她能做些什么呢?

　　"这一次有点不一样,我走出去了,我们家住在二楼,走到了楼下,深夜的院子安静、漆黑,我猜所有的人都已经睡去,除了他们。"走到院子中央后,宝爱鼓足了勇气,大哭。

　　一盏盏灯随之亮起,邻居们纷纷冲到院子里,不明以。

童年谋杀了我的快乐

"妈妈，妈妈……"宝爱拼命、肆意、不断地呐喊，哭泣。

"万家灯火"将原本漆黑的院子照得通亮，嘶吼声、邻居们的议论声、狗吠声划破大院的寂静。

很快，宝爱妈妈零散着头发，趿着拖鞋，低着头，三步并作两步从二楼匆匆冲下，急促的脚步声引得院子里七嘴八舌的邻居们纷纷转向她。空气一下宁静到极点，宝爱分明清晰地听到了自己的"怦怦"心跳声。

"她穿过人群，拽着我的胳膊，什么也没说，把我拖进了房间。"重新回到漆黑的房间，母女俩缄口不言，躺在床上，月光依然皎洁，洒在床上的每个角落。但那夜的月光在宝爱后来的记忆里却是阴森、恐怖，噩梦从此在年幼的心中生根发芽。

"这个事情太可怕了，我妈妈怎么是这样的人，她怎么会做这样的事情？"40年后，已逾天命之年的宝爱对当年发生的事情依然不解和难以释怀。

宝爱是我们此次访谈对象中比较特殊的一位，她是唯一一位没有接受过我们医院任何诊疗和服务的抑郁症患者，但这并不阻碍她对我们工作的熟悉和了解，更是对参与此项工作付出了极大的热情。

考虑路途遥远的现实因素，我们的访谈形式不得不更改成线上，为了将自己的经历完整地呈现给读者，她做了精心准备，还特地请了半天假。

我凝视着视频中宝爱的眼眶，依然迷茫。

"这段特殊的经历，对你后来的抑郁意味着什么？"这是一次关于抑郁症经历的访谈，我企图让她回到我们的主题中。

"我……没有认真思考过这个问题，或许有关系，或许没有关系。"对于我突然的打断和提问，宝爱挠了挠头。

"你是不是想向我呈现，童年期的创伤导致了你后来的抑郁？"现有的诸多心理学研究表明,童年期的特殊经历确实会影响后期人格和情绪的塑造。

"或许是……"片刻沉默之后,宝爱似乎又想起了什么,她举起右手,悬在空中,似乎找到了打开心门的钥匙。

"这段经历确实影响了我,但最让我难过的是后面还发生了一件事情。"宝爱的声音明显拉高,言辞中无不透露着气愤。

经历了那场"深夜风波"之后,母亲和那个男人显然在他们厂里颜面扫尽,多年后的日子里也为此蒙羞。如果所有的错误都必须有人为此付出代价,所有的恶气必须有一个缺口,那宝爱自然就是那个"天选之子"。

"被母亲拖进房间之后,我害怕了一夜,她虽然没有打我,也没有骂我,但我意识到自己在控制不住地颤抖。夹杂着疲倦、恐惧、失望、羞愧,半睡半醒中度过了糟糕的一夜。"次日清晨,艳阳高照,宝爱醒来已是八九点钟,她眯着眼透过玻璃窗户瞥了一眼一楼的大院,车棚里的自行车早已空空如也,意味着母亲和厂里的工人们都和往常一样上班了,院子里的广播声、鸡鸭叫声和小伙伴们的嬉戏声,让宝爱紧绷的神经变得松懈下来。

大人的记性可真不好,刚过去不久的事就都忘得一干二净了。宝爱是个孩子,她虽然不解,但很快她也加入了"集体失忆"的大部队,毕竟失忆对大家都好。

噩梦悄然而至

那件事情发生不久后的一个午后,宝爱在院子里和小伙伴玩耍时被撞伤了腰,嚎啕大哭。"那个男人,他从楼上几乎是箭步冲下来,把我扔进了一楼楼梯下幽黑、布满灰尘的库房里,玩伴们被他呵斥得一哄而散,透过拳头宽的门缝我看见他从外面用钢筋把门反锁了起来。"宝爱讲到这里时,我看到了她的嘴唇开始颤抖。

"我几乎吓傻了,甚至都忘了喊人救我,我像犯了滔天大罪的囚犯,我心想,报复终于还是来了。过了几分钟,我看见他手里拖着一个白色的东西朝我扑过来。"伴随着扑通扑通的声音,小宝爱看清了那是一只巨大的大鹅。

"他用脚尖把门缝撑开,一只手钳着大鹅的翅膀使它动弹不得,另一只手握住鹅头,塞进门缝……他们沆瀣一气,训练有素,每一下都能啄在我的身上。我的表情开始扭曲,身体不由得难受。"

在抑郁症困扰宝爱最严重的那几年,这个场景反反复复地浮现,每每想起,她总是抑制不住地哭泣。

"幸运的人一生都在享用童年,不幸的人用一生修复童年。"我的添油加醋,反而让宝爱看到了"理解"的力量。

"母亲把我后来的生活照顾得很好,包括在我成家立业、怀孕、生宝宝期间,我父母都做得无微不至。但是他们并不理解我的不开心。"在女儿出生不久后的一个平凡日子里,一场家庭战争悄然而至,而这也点燃了宝爱罹患抑郁症的导火索。

"可能跟怀孕前后生理激素水平有关,那段时间总会莫名其妙地不开心,无缘无故,我很苦恼,但找不到答案。"持续的压抑,爆发就在一刹那。

父亲对宝爱的指责,让她彻底崩溃。

"我们对你这么照顾,你妈妈把孩子照顾得这么好,你还要怎样?你要把家作掉吗? 把我们作死吗?"

八岁的记忆和愤怒喷薄而出。

"你知道妈妈多年前做的那件事情吗? 你知道那个男人对我做了什么吗? 你是真的蒙在鼓里,还是甘愿当一只鸵鸟?"

面对女儿的"揭发",母亲走进房间,紧锁房门。一向沉默的父亲,选择了呵斥。

"不要再说了!"

疾风骤雨后,所有人又陷入了"集体失忆"。生活如常。

如常的或许是他们,但宝爱再怎么也找不回自己的曾经。

"每年单位都会组织旅游,我很喜欢,但那一年的旅游,突然变得索然无味。"躺在候机室的沙发上,宝爱眼神呆滞,脑海里反复闪现着过去和近来的种种,离开这个世界的想法逐渐浮现。

"慢慢地,我发现在工作上的目标逐渐丧失,经常不能集中注意力,和人讲话的时候聊着聊着就不知道想到哪里去了,面对领导交办的工作,总是要拖到最后一刻。"工作效率的显著降低,让宝爱在年终评审的时候,获得了历史最差成绩——D。

跨进了位于"金字塔顶"的专科医院

在最低迷的日子里,王知心的出现,给宝爱续上了生的希望。

"我们是初中同学,大学毕业后都回到了本地县城工作,那次同学聚会我情绪不高,这也是他后来反馈给我的,却是我印象中同他讲话最多的一次。"十几个人的圆桌,坐得满满当当。他坐在她对面,眼神不时地扫向宝爱。

王知心,从小就聪颖过人,名牌大学毕业后,在父亲的操办下,回到本地银行工作。现年三十七八岁,正是事业兴旺的年纪,年前不久,刚提了副行长,但比起事业上的顺风顺水,家庭却是知心不愿面对的一个烂摊子。

"他老婆那时候得了抑郁症,儿子被诊断为孤独症,三口之家,两个有状况,搁谁都受不了。"宝爱对王知心的窘境,深表同情。"或许这

261

也是我们在那次聚会能够交心长谈的原因吧。"

两颗需要被倾听的心，在机缘巧合之下，如同吸铁石般巧妙地粘在了一起。"起初，我们互相倾诉，彼此温暖，那是一段非常治愈的经历。但过于亲密的交往，让我们彼此都意识到，这段感情已经在瞬速升温。"肉欲的冲动之后，宝爱开始了对王知心的厌恶。躲起来，是那个时候她最想做的事情。

"那个时候的情绪已经很差了，因为临近'十一'，在闺蜜的邀请下，我选择到北京散散心。"初秋的北京，微风不燥，圆月挂在半空，像极了八岁那夜的星空。宝爱和闺蜜徜徉在长安街上，一阵凉风吹过，掠起了宝爱的秀发，也掠来了伤心的往事。

在闺蜜的建议下，次日宝爱跨进了位于"金字塔顶"的中国精神专科医院——北京大学第六人民医院。

"去之前，总想着北京的大医院应该是很权威的，内心还是有很多的期许。"在此之前，王知心曾把他爱人的抑郁症医生介绍给了宝爱，但收效甚微。挣扎了一年后，宝爱几乎对精神科医生和药物快要放弃，六院的突然出现，让她似乎看到了新的希望。

绕过熙熙攘攘的学院路，便来到了北大六院所在的花园路，往前再走几百米就看到了医院门口的大牌子。抬头一看，映入眼帘的一栋老式陈旧楼房，让宝爱跨进大门去的一只脚又抽了回来。

"第一感觉是失望，跟自己想象得不一样。但来都来了，还是劝自己试试看。"将信将疑之下，宝爱挂号、来到候诊间。"进去之后，发现里面的人好像都还挺严重的，印象比较深的是有个小男孩用头不停地撞墙，家人坐在旁边，无动于衷，可能是他们也看多了，或许是麻木了，但让我感到心痛。正当我准备上前做点什么的时候，我被召唤进了诊室。"简短的问诊后，"挺不耐烦"的医生给宝爱下了一个诊断——中度抑郁症。

"考虑到我有自杀行为,他给我开了地西泮和草酸艾司西酞普兰。"

太难受了,想尽快结束

拿完药之后,恍恍惚惚地回到了下榻的酒店。洗完澡,躺在床上,曾经的过往如电影般一帧一帧地在脑海浮现。泪水簌簌流下,顺着脸颊,一颗一颗地落在雪白的枕头上。

分不清是愤怒还是绝望,面对无望的人生,宝爱想来一次永远的逃避。

"扯开药盒,把所有的药一粒粒地抠出,紧紧地握在手心,一股脑塞进嘴巴里,和着矿泉水,全部吞下。"

"不想活了?"

"当时就是不想活了,反正一闭眼一了百了,就这样,太难受了,想尽快结束。"

"那种难受是什么样的感觉?"

"好像整个人在水里面淹着,有点挣扎。"

"后来呢?"

"就昏睡过去了,后面所有发生的事情都不知道了。是闺蜜救了我。"

无数次的来电未接通后,闺蜜意识到了事态的反常,迷迷糊糊中,宝爱被拖进了120救护车,奔向急诊。

"在此过程中,好像一直有人在给我灌水。等我醒来的时候,已经是第二天天亮了,躺在医院的床上,闺蜜在疯狂跟我道歉,她说这个事情她无法承担,已经通知了我的家里人。"

"醒来之后,第一感受是什么?"

"无法面对,当时挺不理智的,还抱怨我闺蜜,干吗要告诉我家里人,心里完全没办法面对他们。"

北京的电话犹如午夜凶铃,宝爱的母亲将家中不足一岁的襁褓婴儿扔给了亲戚,连夜星驰奔赴北京。

"见到他们,你的反应是什么?"

"装作若无其事的样子,你看,我其实没什么事。"

面对差点失去的女儿,母亲老泪纵横,当她试图俯身拥抱女儿时,迎来的却是躲避。

"从小,母亲就对我非常严厉,我们之间没有那种亲密的关系,也没有很亲密的举动,当她准备抱我的时候,我就特别别扭,本能地想躲她。"

"你觉得妈妈那一刻理解你了吗?"

"没有理解,她可能会理解我的难受,理解我的严重程度,但她并不理解我为什么会抑郁。"

办理好所有手续后,宝爱在一家人和闺蜜的簇拥下出院了。没有鲜花,没有祝福,只有一片压抑和沉闷。

我从来都不是一个很快乐的人

"和妈妈的相处后来有变化吗?"

"改变了很多,我们没有谈过那些事情,但她对我生活的指指点点少了很多,让我很放松,找到了成人的自由,她说努力去理解我,虽然她至今也没理解我,但我感受到了她的努力。"

访谈至此已经持续了近一个半小时,我们彼此都意犹未尽。按照访谈事先的设置,我向她抛出了灵魂拷问。

"你觉得抑郁症为什么找上了你?"

"我一直在思考这个问题,但好像没有找到合适的答案,童年的经历或许算是,还有,我从小就不是一个特别开心的人,或者说,我从来都不是一个很快乐的人,好在我现在已经不纠结于这个问题了。"

和解了? 我内心不禁发问? 或许吧。

"抑郁对你整个人生而言,意味着什么?"

"意味着,我更能理解别人,尤其能理解患有抑郁症的人。"

"想对抑郁症的家人说点什么?"

不出意料,宝爱谈了很多,深叹一口气后,她意味深长地说道:"还是多理解吧,虽然很难感同身受,但请相信他们,相信他们不是在作,是真的难受。"

理解,何其难也!

整理完这篇稿子,已是深夜,万千思绪涌上心头。熄灯后,窗外皎洁的月光洒向我的桌面,我心里不禁感慨,希望宝爱在余生中面对此景能够更加释怀。

 专家点评

宝爱说妈妈一直把她"照顾得很好",可直到文末,宝爱才在家中觉得很放松,找到了成人的自由,似乎是身体的放松帮助宝爱找到了自由的感觉。

想当初,八岁的宝爱会在妈妈香甜的怀抱里,美美地入睡。当宝爱晚上被风雨声吵醒,发现妈妈不在身边时,她也会不安地哭着下床找寻妈妈,可不知从什么时候开始,宝爱不再找寻妈妈那熟悉的身体,会躲避与他人身体的接触。文中提到她和初中同学冲动之后的不是你侬我侬,却是厌恶和躲避;妈妈在医院看到躺在床上的宝爱,控制不住地想要拥抱她时,宝爱的第一反应还是躲避。那个曾经期盼被拥抱

童年谋杀了我的快乐

被保护的宝爱,为什么如今不能和所爱之人亲密接触呢?

宝爱口中爱她的人,好像都在以爱之名行伤害之实:爸爸养育宝爱,却只期待男丁传宗接代;妈妈借照顾宝爱之名,却在每个漆黑的夜晚把八岁的宝爱单独抛弃在房间里,只为寻求她所谓的自私的"爱情",妈妈的举动和那个男人的报复行为如出一辙;初中同学与她暧昧出轨,也只是为了暂时逃避他那窘迫不堪的家庭。这些爱的背后是一把把锋利的刺刀,一点一点刺伤宝爱的每一寸肌肤,她每一寸肌肤都在流血,一旦和他人接触,她的身体就会痛苦不堪,内心就会恐惧厌恶。

日常生活中的宝爱,无处不在父母的家规中压抑着、挣扎着,直到最后无力反抗,而不惜放弃生命去逃离他们。从宝爱的叙述中,我们看到过去这个家的家规是由家长决定的,孩子不可以挑战,更不可以谈论父母的不是。对于孩子的生活,父母可以介入,至于用何种方式介入,那是父母的事,孩子只要接受就可以,否则换来的就是各种指责和否定。这个家规直到宝爱以生命为抗争,才得到了她在这个家中该有的尊重和成人该有的自由。

知天命的年纪,不长不短,整整半个世纪,宝爱终于换来了她迟来的放松和自由。希望宝爱的故事被更多的家庭看到,也希望更多的家长能够在孩子应有的年纪给到他们应有的理解、尊重和支持。

(徐韦云,副主任医师)

还不如跟着他一起"走"

亲历者简介

性　　别:女

出生年份:1957 年

身　　份:退休

婚姻状况:丧偶

病　　程:2.5 年

确诊年份:2021 年

访谈日期:2023 年 9 月 12 日

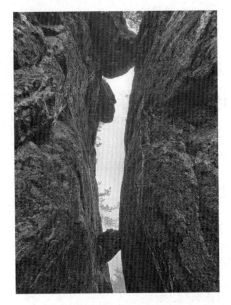

（走过人生的窄门。）

导读：

　　对阿梅的访谈是在病房进行的，她是我的第一位住院访谈对象。住院访谈对象和非住院访谈对象可以感受到明显的差异，我能感受到阿梅的阴性症状并未完全消失，有时候不能完全将内心的想法表达出来。阿梅和爱人相恋相知几十年，从访谈过程中能明显感知他们之间深厚的感情和阿梅对爱人深深的依恋，我希望阿梅能够像她自己所说的那样战胜抑郁，走出爱人离世的阴影。

"还不如跟着他一起走"

我们是在住院部的一间咨询室内展开的访谈,在闲聊几分钟慢慢缓解阿梅的紧张情绪后,我切入了主题,"您思考过为什么会得抑郁症吗?"

阿梅的反应有些缓慢,过了一会才吐出几个字,"他(爱人)去世了。"

我停了一下,没等到下文,"方便说说是什么原因吗?"

这次阿梅回答得很快,似乎这件事情已经扎在她心里,反复回忆了无数遍,"脑出血,在医院走的。"

阿梅的阴性症状有点严重,她对问题的思考和回应稍显缓慢,有时候有点"文不对题"。经过反复引导,我才得知阿梅并不是因为爱人离世才抑郁的,而是因为爱人离世得太突然,没给她一点缓冲时间。因为突然的打击太过沉重,她才会陷入深沉的悲观中,甚至一度产生了轻生的念头。

阿梅和爱人的年纪已经很大了,如果有充分的时间做心理建设,她是可以接受爱人离世的。

在访谈期间,阿梅一直在重复,"我感觉天塌下来了,他走了,我一个人可怎么办""无依无靠的,太孤独了,还不如跟着他一起走""以后要一个人生活了,家里少个人会很寂寞的"。

我想,阿梅和她爱人一定很相爱,长达 34 年的婚姻生活,在两人之间形成了无法割舍的情感纽带,因此才会无法接受另一半的逝去。

阿梅的爱人性格很内向,不爱说话,也不爱交际,虽然阿梅也是内向的性格,但是爱人更为内敛。他是一个朴实无华且十分照顾家庭的人,尤其在家务活上,他几乎承担了大部分重活。长期的共同生活让两人之间形成无言的默契,分工配合,打理着他们的小家。

269

"我会去买菜,买回来他就负责把菜洗好、切好,然后将今天想烧的菜搭配好,我就不用费心搭配,只要下锅炒就可以了。"阿梅的语气有着淡淡的忧伤和骄傲,那是独属于他们的温馨岁月。这种默契和依赖,在爱人离世后,成为阿梅无法承受的痛苦。

爱人突发脑出血住院的那段日子里,她的焦虑和担忧达到了顶点。她几乎寸步不离地守在爱人身边,害怕爱人离开的恐惧一直深深地笼罩着她,因为恐惧而不敢合眼,害怕爱人会在自己闭上眼后悄无声息地离去。

在爱人住院期间,医院床位十分紧张,阿梅在陪床时只能坐在椅子上或者趴在床沿小憩,这种身体上的疲惫和精神上的压力,使她心力交瘁。

刚入院时阿梅爱人是右边脑出血,不幸的是另外一边也很快出血了。当听到医生那一声"没希望了"时,她脑中一片空白。"手术风险很大,我爱人年纪也大了,情况很危急,如果动手术,他很可能死在手术台上,所以医生告诉我们时,我们选了保守治疗。"阿梅的语气并没有什么起伏,但是当时做这个决定时一定很绝望。

阿梅的爱人最终是在病床上离世的。在爱人离世的那一刻,她仿佛失去了所有支撑,只剩下无边的无助和孤独。阿梅回忆,在追悼会后,她就有抑郁的征兆了:整夜无法入眠,而白天则整天躺在床上,无力也无心做任何事情;即使饥饿难耐,她也失去了做饭和活动的动力。

"房子太空太大了",原本的温馨小家如今却让阿梅感到空旷而冷漠,仿佛少了爱人的存在,整个世界都失去了色彩。

"我这辈子都不会结婚!"

阿梅觉得抑郁的另一个重要因素是她对女儿婚姻大事的深切忧

虑。女儿已经 30 多岁了,却仍未有结婚的打算,这在"不结婚人生就不完美"的阿梅眼中,是一件很难以接受的事情。因此,女儿的行为让她异常焦虑。

女儿还未曾谈过恋爱,相亲也往往见了一面就再无下文。女儿的个性很独立,阿梅有点无奈:"她总是有自己的想法和主张,无论是小时候没和我们商量,自己买了很贵的游戏机,还是如今她长大后,不想结婚,我左右不了她,也没有信心能说服她。"

她和女儿之间曾因"结婚"这件事,有好几次都闹得不愉快。女儿不愿听母亲催婚的念叨,如果阿梅处在抑郁状态中,女儿会尽量避免争执,也会以沉默表达自己的态度;如果阿梅情绪状态好,女儿的倔强脾气便暴露无遗,母女间一场争吵无可避免。

女儿曾向阿梅表达过很满意如今的生活:"我现在过得很开心,自己做饭自己吃,在家还能逗逗猫,再找一个人回来我会烦死的。"在某次激烈争执时,女儿直截了当地表示:"我这辈子都不会结婚!"

阿梅劝女儿结婚并非"为结婚而结婚""孩子结婚仿佛父母就完成了任务"这般,而是担忧自己年岁渐长,未来女儿无人相伴,无法照顾好自己,"她现在虽然能照顾好自己,以后老了连帮忙倒个水的人都没有"。

和女儿争执的这些年间,阿梅逐渐学会了放下,"她那个倔脾气像她父亲,十头驴都拉不回来"。阿梅也明白,强行干涉并非良策,她开始尝试调整心态,接纳女儿的选择,并告诉自己:"随她去吧,如果仓促选择一个不合适的伴侣,岂不是更添烦恼?"

在阿梅看来,解决爱人离世对自己的影响和女儿的婚姻问题是她走出抑郁的关键。但是,她知道"淡忘爱人"和"女儿结婚"都是她目前难以达成的目标。尽管如此,她仍在努力寻找内心的平衡,希望以更积极的心态面对生活的挑战。

爱人的离世是无法用任何东西弥补的

阿梅的抑郁可能有家族遗传因素和性格的影响。从爱人离世到阿梅住院治疗仅间隔两个月。如果不了解抑郁，很多人可能不会将阿梅的行为和抑郁相联系，只会觉得爱人离世后，她太过悲痛，缓过这阵就好了。能如此快速地察觉，还有阿梅有家族遗传史的原因在。

阿梅的父亲患有老年抑郁症，叔叔的孩子也有抑郁症，她姐姐因车祸截肢后长期受到抑郁症的困扰，故而，家人才能根据她身上的蛛丝马迹敏锐地联想到抑郁，并紧急送院治疗。

因为家人有过抑郁的经历，阿梅对患有抑郁和住院治疗并没有害怕或者产生抗拒的情绪，她愿意向朋友坦诚自己抑郁的情况。

除此之外，阿梅是易焦虑的体质，从小如此。如果事情没有做完，焦虑的情绪会一直伴随着她。例如，在房屋装修过程中，一旦有不符合她计划的地方，就会感到极度不适和难受。"平时，事情一旦过去并得到解决，我就不会再去回想，自然就不会焦虑。但他的离世是无法弥补的，他人都已经不在了，怎么解决？这种情感的空缺和思念是无论如何也无法弥补的，如果能弥补，我可能早就释怀了。"

是亲人的爱拉住了我走向死亡的步伐

阿梅曾差点自杀成功，是对家人的爱唤回了她的理智。

因为兄妹间关系深厚，哥哥经常抽时间回来照顾她。那天，哥哥照常在厨房忙碌，为她准备饭菜。阿梅躺在床上，看着房间的墙壁，脑海中充斥着"不想活"的念头。偶然间瞥到了床头的数据线，手不受控制地拿起了它，触手可及的距离为她这场没有计划的轻生提供了便利。

在窒息的瞬间,她想到了自己的女儿,想到了那些关心她的哥哥姐姐,"如果我走了,他们肯定会非常痛苦。"于是,她挣扎着松开了勒紧数据线的双手。

放下数据线,阿梅喊来了在厨房里忙碌的哥哥,向他坦白了"想要自杀,想要解脱"的念头和刚刚差点自杀的行为。哥哥一阵后怕,他不敢想象,和自己待在同一个屋子的妹妹,竟然在自己不知情的情况下,差点自杀成功。他也不敢相信,妹妹居然会有轻生的想法。望着阿梅脖子上因为用力而显露的青紫痕迹,他很庆幸,庆幸在最后的时刻,亲人的爱意让她收回了踏上死亡的脚步。

那次轻生的冲动,并未经过阿梅的深思熟虑,也并未有任何的计划,仅是抑郁发作时,消极的想法不受控制地涌上来,占据了她的心神,驱使她走向了极端。

有了上一次的轻生经历,阿梅看着手里的安眠药,在不受控制地想要倒进嘴里时,意识到轻生的想法又冒出来了,便主动要求住院治疗。

对亲人的牵挂再次阻止了她的行动,"我还年轻,我不能让我的女儿和亲人在我离开后陷入痛苦"。

"我有信心可以战胜抑郁"

第一次住院治疗时,阿梅有些不太习惯,病友的吵闹、陌生的环境、病区的作息时间、不合口味的三餐……都让她倍感煎熬,一天的时间似乎变得格外漫长。但现在阿梅逐渐习惯了,医护人员友善的态度令她舒适不少,她会与身边的病友聊天、打牌,分享一些家常琐事,平时还会参与一些简单的锻炼活动,例如,跟着广播做操。

这次住院前,阿梅感觉自己状态又回到了第一次的时候,全身被对逝去爱人的思念所占据,整日萎靡不振,情绪低落,食欲不振,夜不能寐,需要依靠药物维持正常的睡眠,甚至还产生了轻生的念头。在女儿的陪伴下,她选择了去精神卫生中心接受住院治疗。

我尝试引导阿梅回忆住院前的一些具体细节,每个人复发的原因都不太一样,可能是应激事件的触发,可能是天气或者周围环境的影响,也可能是忘记服药或漏服药。

"可以和我细聊一下这次住院的原因吗?"

"想他想得太多了,再想下去我感觉又要到不想活的那个点上去了。"住院前,阿梅每天都情不自禁地回忆和爱人共度的美好时光,那些充满爱意和关怀的日子让她倍感温暖,而现在看着充满回忆的房间,阿梅只觉得冰冷和痛苦,她发现自己无法适应没有爱人的生活。她总是不断强调,爱人平时什么重活都不会让她做,家务也会抢在她前面干完。

阿梅的语气很平静,叙述的内容平凡而温馨,那是她再也回不去的日子。"我空下来,就会和他一起去买买菜、逛逛超市。他很节俭,一起逛超市的时候,他会买'黄牌子'的东西,因为价格便宜。他有时候也会一个人出去走走,带回来一些性价比比较高的东西。"

听着阿梅对爱人的回忆,能感知到爱人在世时对阿梅的照顾和阿梅对爱人的依赖。"我做家务时,总是会想到他,如果他还在,这些事情肯定是他争着做。我如果不想做饭,还有他会给我做,现在什么事情都要靠自己。"

这次住院,阿梅的脑海里总是会不自觉地浮现爱人的身影,"原本两个人过得好好的,一下子只剩我了,他不在后,我什么都不想做,对什么都没兴趣,一个人过真的好寂寞"。一想到出院回家,就要面对那个充满回忆的住所,阿梅感到焦虑和担忧,对爱人的情义成为困住她的牢笼,她很害怕抑郁再度侵袭。

然而,她没有一味地逃避,在享受安静的个人时光时,也会沉思出院后的规划。现在她已经退休了,没有孙子女需要照顾,拥有充分的可支配时间,她想出去旅游,重拾做点心的爱好,多享受一些和女儿共进晚餐的时光……听着阿梅一点一点的计划,我突然意识到,她虽然尚未从爱人离世的悲痛中走出来,但她正在努力地以自己的方式缓缓地告诉爱人,"我会坚强的,我可以过好自己的生活,所以你不要太担心我,好吗?"

在很长的一段访谈时间里,我感受到的是她对爱人浓烈的情感,和失去爱人后孤独的绝望,在此,我感到她对康复的信心,以及即使一个人也要好好生活的决心。

"我必须面对和克服这些困难,我有信心!"

"你就不怕你妈妈被绑起来"

其实对于阿梅是否住院,她的家人曾有过争执。女儿很担心阿梅在自己不在的时候出现意外,因为两人并不住在一起,她平时工作也忙,不一定能顾及母亲。在看到阿梅脖子上青紫的数据线勒痕后,担忧更甚。即便两人同在一屋,也有照看不周的时候,而住院对这类能伤害自己的工具管控很严格,无论白天还是黑夜都会有人看顾,可以保证母亲的安全。

然而哥哥并不希望自己的妹妹住进精神病院,"那里面都是精神病人,环境肯定不好,又脏又乱的,万一像电视里那样,你妈妈一进去就一直被绑着不能动怎么办?"

两人都是出于对阿梅的担忧,但她自伤或者自杀的风险在家里确实没有很好的办法避免,在女儿的坚持下,哥哥也只好无奈同意。

在此,我想澄清精神卫生中心的"绑病人"这一说法,其实我们称之为"安全约束"。约束对象主要是有伤害自身或者伤害他人行为的患者,例如刚住院的急性期患者或者有攻击性行为的患者,这种约束既是为了患者自身安全也是为了医护人员和其他患者的安全。而且"安全约束"也在法律允许的范围内,《中华人民共和国精神卫生法》第四十条:"精神障碍患者在医疗机构内发生或者将要发生伤害自身、危害他人安全、扰乱医疗秩序的行为,医疗机构及其医务人员在没有其他可替代措施的情况下,可以实施约束、隔离等保护性医疗措施。实施保护性医疗措施应当遵循诊断标准和治疗规范,并在实施后告知患者的监护人。"所以精神专科医院不会出现没有任何缘由的"绑病人"行为。

一般而言,精神专科医院会安排亲人探视,就像阿梅所在的医院,可以每周探视一次。家人可以陪着说话,也可以带点患者爱吃的食物和需要的衣物等。家人也可以从旁得知病人的住院情况,无需太过担忧。

我想对你说

"遵从医嘱,相信医生,配合医生治疗。
不要瞎想,要往好的地方想。"

 专家点评 ⋯⋯⋯⋯⋯⋯⋯⋯⋯⋯⋯⋯⋯⋯⋯⋯⋯⋯•

阿梅是一个令人印象深刻的患者,在她身上,我们可以看到老年抑郁可能发生的一切现象:丧偶和子女不在身边的寂寞孤独感,对能力下降的无助感,对生命尽头的恐惧感。

老年抑郁的发生是一个复杂的过程,涉及生物学、心理学和社会环境等多个层面的因素。以下是老年抑郁的主要发病原因。

一是生物学因素，包括：①遗传因素：家族史中有抑郁症的，这部分老年人更容易发展成抑郁症。②神经递质功能失调：大脑中的神经递质，如去甲肾上腺素、多巴胺、5－羟色胺等的不平衡，可能引发或加剧抑郁症状。③激素水平变化：体内激素，如甲状腺素、皮质醇的不平衡可能与抑郁发作有关。④脑部结构变化：随着年龄增长，脑部出现萎缩或脑室扩大，这些器质性变化可能影响情绪调节。

二是心理因素，包括：①性格特质：抑郁质或神经质等性格特质可能增加抑郁风险。②认知模式：不合理的思维模式、过度关注自身缺点、悲观主义等可影响情绪状态。③适应能力下降：随着年龄增长，个体应对压力的能力减弱，容易产生抑郁情绪。

三是社会环境因素，包括：①社会支持减少：社交网络的缩小、与子女分离、伴侣死亡等社会关系变化可能导致孤立感和抑郁。②生活事件：退休、健康状况恶化、经济压力等生活变化常常是抑郁的触发因素。③缺乏活动：缺乏体育锻炼和社会活动，生活内容单调，可能导致情绪低落。

四是身体疾病，包括：①慢性疾病：高血压、糖尿病、心脏病、阿尔茨海默病等慢性疾病可能伴随抑郁症状。②药物副作用：某些药物可能诱发或加重抑郁，如某些降压药、激素类药物等。

五是认知功能下降，如记忆力、注意力的衰退，也可能增加抑郁的风险。

预防和治疗老年抑郁，需要从以上多个角度入手，包括维持健康的生活方式、积极的心理调适、保持社会交往、定期进行身体检查，以及必要时寻求专业的心理干预和药物治疗。同时，家庭成员的支持和理解也至关重要。

（费玥，副主任医师）

◆ 还不如跟着他一起『走』

这个世界上总有人比你更爱你自己

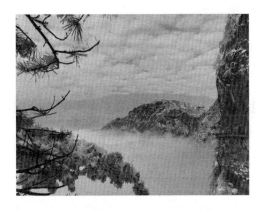

（爬上山腰，迷雾消散，终见碧玉琼瑶，苍茫云海。）

导读：

　　欢欢确诊抑郁时的年龄很小，但很勇敢。她敏锐地察觉到了自己的异样，主动向父母要求到精神专科医院就诊；她始终在和自杀意念斗争，不愿让爱自己的人伤心；她和过去那个"执着、苛求"的自己告别，学会了放下和释然……她说"这个世界上总有人比你更爱你自己"。

"我从小就不太正常"

　　欢欢深入思考了自己的心理状态，认为自己的抑郁可能源自与生俱来的性格特质，或者更深层次地说，与基因遗传有着千丝万缕的联系。"我好像从小就和别人不一样。"这种不同体现在她性格的孤僻上，她总是显得那么内向，沉默寡言，有时还会自言自语。

欢欢记得,从很小的时候开始,她就习惯了自己和自己对话,无论是生活中的琐碎小事,还是近期发生的重要事情,她都会不自觉地自言自语,还会不由自主地笑出来。她的脑海中还时常浮现出一些不切实际的幻想,比如会幻想自己与某个人的浪漫邂逅;或者出现一些荒诞不经的场景,比如某个人遭遇不测,她则成为那个前去探望的人。然而,这些异常的行为和想法在当时并没有引起她足够的注意,更别提去寻求医生的帮助了。

直到她进入初二,身边的同学和老师开始注意到她的异常。他们发现她经常一个人自言自语,甚至会无缘无故地笑出声,这让他们感到困惑和不解。她无意中听到了同学们的议论,"你看,她又在自言自语了""她为什么总是偷偷笑呢""那个人真的好奇怪啊"。面对这些议论,欢欢虽然有些不舒服,但是仍未过多在意。随着时间的推移,她开始意识到这种"与众不同"可能是一种心理问题,尤其是当她发现自己的学习成绩开始下滑后。

欢欢原本是一个学习成绩优异的学生,渐渐地,她发现自己无法像以前那样专心学习了。她不断地强迫自己学习,她的头脑开始变得沉重而混乱,思维仿佛生锈一般难以转动。以前能够轻松理解的知识点,现在变得毫无头绪,记忆力开始飞速下降,前一天的事情,第二天就开始遗忘。

她的学习成绩开始大幅下滑,很难维持稳定的学习状态。因此,在初三这个关键阶段,她几乎处于半休学的状态,一半时间在学校,一半时间在家里。

"我生病了"

欢欢敏锐地捕捉到了自己近期的异样,主动向父母提出希望到精神专科医院就医的请求。她的父母虽然对此感到意外和吃惊,但出于对她健康的关心,还是毫不犹豫地同意了。

在去往医院的路上,欢欢并未流露出过多的忐忑不安。她之前查阅过大量的资料,对自己的情况有一定心理预期。因此,当医生最终告诉她,她被确诊为伴有精神病性的重度抑郁发作时,她反而感到一种解脱般的轻松,仿佛卸下了心里的重担,不是自己不够努力,而是自己生病了。

那天,是父亲陪伴欢欢去医院的。面对女儿的诊断结果,父亲感到困惑和不解。他觉得家里从未虐待或欺负过女儿,为何她会患上这种疾病?欢欢也理解父亲的困惑,她承认家人对她一直很好,特别是在她提出就医时,家人没有抗拒,也没有轻视她的感受。他们尊重她的决定,并尽力去理解她的处境。

在仔细思索后,她认为自己的病情可能与小时候的经历有关。那时,父母工作忙碌,对她的照顾有些疏忽,"我小时候都是自己跟自己玩。"她在最需要父母陪伴的年龄段,缺少了与家人的亲密互动和关爱。这种孤独和缺乏关爱的经历可能对她的心理健康产生了影响。现在,父母也意识到了自己之前的忽视,并尽力在弥补。

医生在诊疗过程中,发现她有幻听和幻视的精神病性症状。她有时会听到别人听不到的声音,如耳旁传来的不知具体内容的争吵或者不知哪来的虫鸣;她还曾在酒店住宿时,看到房间的灯在没有人触碰的情况下自动开关。这些症状给她的生活带来了很大的困扰。

最近欢欢的诊断由抑郁发作更改为心境障碍。因为欢欢无论心情好坏,总是控制不住地花钱买东西。这种行为能给她带来短暂的快乐,但似乎又无法获得真正的快乐,她只是控制不住自己花钱买东西的手。医生怀疑这是抑郁发作转双相障碍的征兆。在此说明一下,抑郁障碍和双相障碍统称为心境障碍。

"还不如离开算了"

欢欢在过去的四年间，时常被阴霾笼罩，陷入无法自拔的绝望之中。她曾几十次试图以极端的方式结束自己的生命，几乎每个月都会有一次这样的挣扎。她从未深入探寻过自己为何会有这样的念头，只是被一种深深的痛苦所困扰，"还不如死了算了。"

她时常觉得整个世界没有任何意义，自己的人生也没有任何意义，甚至很失败，"有时候觉得自己挺废物的，其他人都过得挺好，只有自己过得不好，还不如离开算了。"

有时，她会顺从心意，爬上楼顶天台，坐在边缘，任由冷风拂过脸颊，想要一跃而下的冲动强烈地充斥着她的脑海，她很想结束这无尽的痛苦。但每当这时，她又会想起那些深爱着她的人，心中的愧疚和不舍不断地在互相拉扯着。这种渴望解脱又无法割舍的挣扎，在无数个日夜翻涌在那个坐在天台上的小女孩心中。

她也曾尝试过吞药自杀，被父母发现后，由于药量不大而未被送往医院，只是嘱咐她多喝水，希望药物能够尽快排出体外。她还曾用绳子勒紧自己的脖子，意图离开人世，或是用刀割伤自己，但后者因为留下的伤疤太过丑陋，最终被排除在选择之外。

这些自杀的尝试，欢欢的父母并不知情。但每当他们发现女儿的这些行为时，害怕和无力如影随形，只能焦急地带女儿去医院，希望通过医治改善她的情况，最近她就在积极治疗。

"爸爸妈妈很愿意陪我度过这段艰难的时光，他们希望我能快点好起来。如果我真的做出那种危险的事情，我妈可能也活不下去了。"

在面临绝望时，欢欢并非孤军奋战。父母的关爱和陪伴是她能够一直走下去的动力，除此之外，男朋友的支持也是她抵御抑郁的力量。

他们的相遇在大学的校园,经过几次相处后,两人确认了关系。她在控制不住想要自杀时,会向父母倾诉,但更多的是向男朋友倾诉。

男朋友的耐心关爱和稳定的情绪给了她很大的帮助,他总是在她需要的时候给予安慰和鼓励,教会了她很多礼节和待人处世的道理,带给了她很多快乐。"他会在我做出一点成就的时候,鼓励我,夸我很棒,然后在我不开心的时候安慰我,带我到处去玩,陪着我。他对我真的很好,我也希望他可以把我拉出来。"

在欢欢眼中,男朋友就像是一束光,照亮了她的世界。"他是一个内心很强大的人,因为和抑郁症患者谈恋爱,必须有非常强大的内心,不然真的受不了。"

如今,她正在接受物理治疗(MECT),她感到自己的状态在逐渐好转。她不再像以前那样依赖男朋友的安慰和陪伴,而是在努力学习独立面对生活中的挑战。她希望自己能够成为一个更好的人,虽然男朋友很满意当下的生活,但她知道未来的路还很长,她不可能永远依赖他,更何况男朋友未必能够陪伴自己走完整个人生旅程。

欢欢很珍惜与男朋友相处的时光,也相信男友教给她的东西会让她更加独立和自信。她希望能够创造更多的美好回忆,将这份回忆留给未来的他们。

"努力康复,争取早日出院"

欢欢第一次住院是在她 13 岁的时候,那时候的她心情低落到了极点,也控制不了自己的情绪,每天都感到疲惫不堪,白天嗜睡,夜晚又常常辗转反侧,难以入眠。她感到自己生活似乎处在失控中。无奈之下,父母只能将她送到医院接受住院治疗。

第一次住院是封闭病房,那里不允许使用手机,也不允许亲人陪伴。刚开始的几天,她对周围的人还保持着警惕和敌意,但随着时间的推移,她渐渐发现病房里的病友和医护人员其实都非常友善和热心。

尽管她的记忆因为多次的 MECT 治疗受损而变得模糊不清,也遗忘了一些事情,但她依然记得自己结识了很多病友,仍能感受到她们给予的温暖和力量。

"住院期间有很多温暖的瞬间。被人喜欢、被人关心的感觉,挺不错的。我有时候会和她们说一些很丧的话,她们都很关心我,会鼓励我要努力康复,争取早日出院。"

她曾经一度接近康复的边缘,但因为担心服药后体重上升而自行停药,导致病情复发。她对此深感懊恼,并多次强调遵从医嘱服药的重要性。她真诚地建议那些同样患有抑郁症的人,一定要按照医生的指导服药,不要因为一时的副作用而自行停药,这样只会让病情更加难以控制。

支撑着我的他们

欢欢认为抑郁源于大脑神经机制的失衡,对她而言,治疗和康复中的最大帮助来自接受 MECT 治疗,这使得她的状况得到了显著的改善。经过 MECT 治疗,她的情绪稳定了许多,虽然也对记忆产生了一定的影响。但她忘记的事情很多都是小事情,这些事情本身并不是很重要,也没有给她留下深刻的印象,或许过不了多久,没有 MECT,也会随着时间而淡忘。

康复之路并非仅靠医疗手段就能走完。家人的坚定支持是她坚实的后盾。无论她遇到多大的困难,家人都从未放弃过对她的信任与鼓励。男朋友更是始终陪伴在她身边,用温暖的话语和行动给予她力量。她的朋友们在她需要的时候也施以援手，他们的鼓励和帮助是她走出阴霾的重要支持。

除了外部的支持，欢欢逐渐学会了如何面对内心的困扰，学会倾诉是一件非常重要的事情。每当她感到压抑或无助时，她都会主动与这些支持她的人分享心事。而他们给予她的回应总是积极而温暖的，他们会倾听她的烦恼，给予她安慰和建议，甚至为她寻找解决问题的办法。

在她最困难的时候，当自杀的念头在她脑海中闪现时，这些支持她的人成为她生命的守护神。他们会耐心地劝说她保持冷静，并时刻确保与她的通信畅通，以防她做出冲动的行为。在她有严重自杀倾向的那段时间，男朋友始终陪伴在身旁，她的手机上安装着定位程序，以便男友能够随时通过手机找到她，确保她的安全。

我想对你说

好好爱自己

"好好爱自己，自私一点其实也无所谓。如果身边没有照顾和关怀自己的人，我们更应该先学会照顾好自己。"

按时服药

"听医生的话，遵医嘱，按时服药，不要因为担心副作用就轻易停药。要知道，停药后病情很容易复发，而且后续的治疗可能更加困难，甚至导致病情持续反复。"

不要被疾病击败

"其实生病并不可怕，真正可怕的是被疾病所击败。"

总有人会比你自己更爱你

"在这个世界上，总有人会比你自己更爱你。无论是父母、亲人、朋友还是伴侣,他们都会在你需要的时候出现在你身边。所以,为了自己,也为了那些深爱你的人,我们一定要好好活下去。真的,请相信我,这个世界上一定有人比你自己更爱你。"

学会释怀和放下

"最后,我想说的是,不要太执着,学会放下。我在过去总是对某一些事物执着不已,不达目的誓不罢休,还总是觉得自己应该做出点什么东西来,不然就会觉得自己很没用,觉得自己这做不好那做不好,有点非黑即白的感觉。苛求自己的结果是,很容易因为一些小瑕疵而怪罪自己,觉得自己不够好,很容易受到伤害。我就这样浑浑噩噩过了好几年。现在,我开始意识到人生中有很多事情是我们无法掌控的,那些曾经特别在乎的事情其实并没有那么重要,要学会释怀和放下,才能更好地迎接未来。"

 专家点评 ·······························

抑郁症,这个无形的黑洞吞噬了无数鲜活的生命,也许你身边的某个人正在默默与之抗争。今天,我们通过欢欢的真实故事,揭开这场无声战斗的面纱。

患者欢欢的抑郁症发病原因是多方面的。首先,遗传和生物因素起了基础性作用,这可能也是她从小就表现出与他人不同的孤僻性格的原因。其次,童年时期缺乏家庭关爱和互动,导致了孤独感和不安全感的积累。再次,学业压力和社会压力也在她成长过程中对她的心理造成了极大负担。

抑郁症的症状表现

抑郁症是一种复杂的精神心理问题,表现出多方面的症状。以欢欢的案例为例,抑郁的症状包括:

1. 情绪低落　欢欢常感到孤独和无助,情绪低落是她最明显的症状之一。

2. 兴趣丧失　她对曾经感兴趣的活动失去兴趣,学习成绩也因此下滑。

3. 自我否定和无价值感　她认为自己无能、失败,强烈的自我否定感让她陷入更深的抑郁。

4. 社交退缩　她逐渐减少与同学和朋友的互动,表现出明显的社交退缩。

5. 生理症状　欢欢经历了极度的疲惫和睡眠问题,白天嗜睡、夜晚失眠。

6. 精神病性症状　她出现了幻听和幻视,表明病情严重。

7. 自杀意念　最严重的是,欢欢多次产生自杀意念并尝试自杀,深陷绝望之中。

抑郁症的治疗建议

对于抑郁症的治疗,需要采取综合性的方法。

首先,药物治疗是关键,调节大脑中的神经递质,缓解症状。另外,在欢欢的案例中,她接受了改良电休克治疗(MECT),这对严重抑郁症患者有显著效果。

其次,心理治疗同样重要,认知行为疗法(CBT)和人际关系疗法(IPT)等疗法可以帮助患者调整负面思维,改善情绪和行为。

此外,鼓励患者保持规律的生活作息,参与适度的体育锻炼和社交活动,有助于改善情绪。

最后,患者应严格遵循医嘱,不随意停药,定期复诊,确保治疗的持续和有效。

呼吁

抑郁症是一种严重的心理健康问题,需得到全社会的关注与理解。呼吁大家多关心身边的抑郁症患者。不要忽视他们的痛苦,鼓励他们寻求专业帮助。理解、支持和陪伴是帮助他们走出抑郁的重要力量。

（茅荣杰,副主任医师）

◆ 这个世界上总有人比你更爱你自己

逆境中的自我救赎

亲历者简介

性　　别：男

出生年份：1972 年

身　　份：印刷厂职工

婚姻状况：已婚

病　　程：5 年

确诊年份：2019 年

访谈日期：2023 年 5 月 31 日

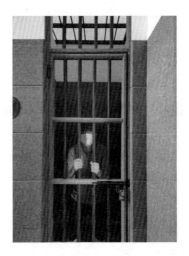

（当你被困住的时候，你可以选择乐在其中，可以选择积蓄力量，可以选择寻求帮助，还可以选择……其实锁是挂在门上的！）

导读：

一场突如其来的职业危机让乔先生在中年之际陷入低谷，更在他的心中投下了沉重的阴影，导致他深陷抑郁症的泥潭。然而，他并未选择沉溺于痛苦之中，而是勇敢地直面内心的病耻感，进行自我救赎。

经过一系列艰苦的努力，乔先生开始了自救之路。他不仅积极寻求专业的治疗，更在日常生活中努力调整心态，逐渐找回了生活的信心和勇气。这段经历不仅让乔先生重获新生，更让他学会了如何面对人生的困境与挑战。

乔先生生病至今已经整整五年了，但是在聊起这段历程时，他瞬间就被拉入到当时情境中，他说这段经历是"刻骨铭心"的，即便现在回想起来，仍然感到有些担忧和后怕。

从"翘首以待"到"生无可恋"

乔先生是一名 70 后，由于职业的特殊，他原本可以提前退休。在翘首期待退休的年纪里，他已经计划好了未来的一切。2019年，由于各方面的原因，乔先生遇到了一场突如其来的中年职业危机，原本提前退休的名额没有了。乔先生表示，"很多事情我们无法左右，也无法跟他人做比较。但就这个事情本身而言，它对我的打击非常大，尤其在当时，我不知道未来要经历什么，未来会变成什么样。"乔先生在得知自己的人生规划全都落空后，心境状态发生了很大的变化。他开始变得不想动，不想说话，也不想见人，慢慢把自己封闭起来，渐渐地心理状况越来越糟，甚至无法跟人流畅沟通。

乔先生做了一件他自己认为很冲动的事情，他丢弃了一件他曾经深爱的、有特殊意义的物品。这对他来说是回忆和荣誉，但是他选择将它丢弃，甚至有一种想要将其烧掉的冲动。他说自己当时有一种强烈的情绪驱使他这样做。丢弃后，乔先生感到非常后悔，又将其捡回，并转送给了自己的朋友。

当我听到乔先生讲述的这件纠结的事情时，我想知道这是否意味着他无法与过去和解。而他的回答更加令我惊讶，他当时对自己的态度是全盘否认，但同时他也意识到自己这样的行为不太好，于是克制住了自己强烈的冲动和愤怒。

由于生活作息比较规律，乔先生的身体还算健康。但精神上还是特别痛苦，他用"生无可恋"来形容这种痛苦。乔先生在这种痛苦、无意义感的状态下持续挣扎了半年。

给自己一次"自我救赎"的机会

对大部分人来说,承认自己心理健康存在问题并主动就医,需要极大的勇气。为了解决心理方面的痛苦,2019 年年初,乔先生走了很远到省城精神专科医院就诊。那天,乔先生走进医院的大门,一股消毒水的气味扑面扑来,与医院特有的安静和严肃氛围交织在一起。阳光透过稀疏的云层,洒在医院的灰色建筑上,投下斑驳的光影。

门诊大楼内人来人往,但每个人的表情都显得格外凝重。乔先生穿过熙熙攘攘的人群,来到精神科的诊室前。他推开门,一阵淡淡的香水味和药味混合的气息扑面而来。诊室内光线柔和,墙上挂着一些温馨的图画,给这个严肃的空间增添了一些温馨和舒适。

乔先生坐下后,开始等待他的医生。周围的空气中弥漫着一种难以言说的紧张感,仿佛每个人的心跳声都清晰可闻。乔先生感到自己的手心开始冒汗,他深呼吸了几下,试图平复自己的情绪。这时,一位年轻的医生走进了诊室。他微笑着向乔先生打招呼,并询问他的情况。乔先生感受到了一丝温暖和关怀,这让他稍微放松了一些。医生耐心地听取了他的讲述,并为他进行了一系列的检查。

在检查过程中,乔先生感到自己的心跳逐渐加速。他紧张地看着医生手中的笔在纸上飞快地写着,仿佛在记录着他的命运。脑电波检测的机器发出轻微的嗡嗡声,让他感到有些头晕目眩。

最终,医生给出了"抑郁状态"的诊断。我很想知道,乔先生在面对这样的诊断时候的心情,是如释重负,还是更加沉重了。乔先生说,面对诊断时的心情已经比较模糊了,当时只是希望寻求专业帮助进行"自救"。他环顾四周,看到那些同样在等待的人们,心中涌起一股莫名的酸楚。医生为乔先生开了一些治疗的药物,也为他提供了一些建议。但乔先生内心的疑问似乎没有完全消除,他又在门诊大厅停留了一会儿,当他再次去找医生时,医生已经不在门诊了,而是回到了病房。乔先生又找到了病房,希望医生能进一步回答他内心的疑问。随后,他在病房与医生进行了交谈,具体内容他记不清了。最后,医生给他开了一份住院治疗的建议书。乔先生思考良久,还是选择暂不住院。

中午,他打了一份盒饭在一个开放的病区大厅里吃,他在那里停留了很长时间,一边吃饭,一边观察病房的环境,旁听医生与患者的交流,在医院度过了漫长而沉重的一天。他走过病房的走廊,看到那些紧闭的房门和窗户透出的微弱光线,心中不禁涌起一股莫名的忧伤。他听到从病房里传来的低声细语和哭泣声,仿佛感受到了那些正在经历心灵痛苦的人们的绝望和无助。

然而,在这个充满痛苦和困惑的地方,乔先生也看到了希望和勇气。他看到那些医生们忙碌的身影和关切的眼神,感受到了他们对患者们的关爱和付出。他也看到了那些同样在寻求帮助的人们,他们的坚强和勇敢让他感到自己并不孤单。

当天色渐晚,乔先生离开医院时,夕阳的余晖洒在医院的建筑上,投下长长的影子。他回头看了一眼那座灰色的建筑,心中涌起一种复杂的情愫。他知道自己的路还很长,但只要勇敢迈出第一步,未来总会有所改变。

直面病耻感

乔先生曾经开了治疗抑郁症的药物,但他并未服用,而是选择将其带在身边。他解释说,也许在极度难受的情况下,他会考虑使用这些药物。他当时感觉自己的状态还可以,但带着药可以给他一种受保

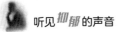

护的安全感,药物成为一种心理支持。

病耻感在精神科的病人群体中,还是比较普遍的。所谓精神疾病的病耻感,其实是源于社会刻板印象、偏见,社会群体存在认为患有精神疾病的人是不理智的、矫情的、不完整的等偏见,对精神障碍患者的态度较为轻蔑和排斥。因此,有病耻感的患者常常会下意识地逃避,陷入自责、恐惧、痛苦的深渊。许多病人因为病耻感,为了防止周围人异样的眼光,常常将精神科药物的盒子扔掉,用普通药瓶代替。

当我得知乔先生也习惯把药盒拆了,将药品放在普通的药瓶里时,我很想知道他的心理活动。乔先生说,他顾虑的是社会的刻板印象,担心别人发现他服用抗抑郁的药物会造成不必要的麻烦。

然而,隐藏药物并不是解决问题的根本方法。乔先生也意识到,只有面对问题,积极寻求治疗,才能真正走出困境。在家人的支持下,他也部分接纳了自己的病情,努力调整自己的心态,积极改善自己的情绪状态。

尽管当时有人质疑他可能是装病,但他坚决否认。他承认那时候的痛苦是刻骨铭心的,如果当天换了医生,可能直接就会把他收治入院。现在的他,与那时候相比,状态要好很多。对他来说,那段痛苦的经历已经过去了一段时间,他已经从中走出来一些。对于别人质疑他装病的事情,他觉得那并不重要。他说,他一直保存着那份诊断,每个人的痛苦都是自己的,别人无法真正理解。有时候人们可能会装病来达到自己的目的,但乔先生表示,他那时候并没有这样的想法,只是希望症状能有所缓解。现在,他已经部分接纳了自己的过去。因为他现在的境遇比原来要好一些。如果他一直处在当时的境遇中,那种愤怒可能会继续积累,他会更受伤。

乔先生的妻子也是临床医生,但不是精神科,由于长时间的工作压力,她也被失眠困扰,加上乔先生病情带给她一些心理的压力,他妻子的心理状况也变得更加严重。有一次，乔先生和妻子两个人一起去省城的时候，顺便去精神专科医院挂了号。他的妻子被诊断为广泛性焦虑。那次的就诊，通过精神专科的评估，帮助他们了解了自身的真实状态。他们夫妻二人看到彼此的诊断，相视一笑，也许是因为妻子也是医生的缘故，他们并未有过多的担忧，而是相互理解相互支持。这种相互扶持、共同面对困境的精神，成为他们走出困境的强大动力。

自助

被诊断抑郁症后，乔先生并没有选择逃避，而是勇敢地寻求帮助，开始了自己的心理健康之旅。他意识到，寻找专业的心理咨询师可以帮助他走出困境。因此，他积极寻找合适的咨询师，并与他们预约了时间和地点。然而，生活总是充满了变数。在约定的那一天，乔先生的孩子突然生病，他不得不留在家里照顾孩子，错过了这次咨询。

尽管错过了咨询，乔先生并没有放弃自助，他明白自己的心理健康需要积极维护和经营。乔先生有一个良好的生活习惯，那就是阅读。他特别喜欢阅读心理学方面的书籍，这些书籍让他对心理现象有了更深入的了解，也让他学会了如何更好地应对自己的情感问题。除了阅读，他还会听音乐、做运动，这些活动都有助于缓解他的压力，让他的心情变得更加愉悦。

乔先生还非常注重与他人的交流。他相信，人是社会性动物，与他人交流可以帮助我们更好地理解自己，找到解决问题的方法。因此，他会尝试与不同圈子的人交流，以避免陷入自己的思维怪圈。这些交流让他收获了很多新的想法和观点，也让他更加珍惜那些能够理解和支持他的朋友和家人。

在乔先生看来，工作环境也是影响他心理状态的重要因素之一。

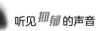

幸运的是,他的同事和领导都非常宽容和理解,没有过多地干预他的个人生活。这种宽松的工作氛围让他感到自在和舒适,也让他能够更加专注于自己的工作。当然,乔先生也明白,与同事和领导保持良好的关系是非常重要的。因此,他会努力与他们沟通、合作,并在需要时寻求他们的支持和帮助。这种积极的社会支持不仅有助于提升他的工作状态,也增强了他的心理韧性。

除了外部环境的支持,乔先生更注重内心的成长。他认为,只有通过深入反思自己的情感和行为,才能真正理解自己的心理状态,并找到最适合自己的应对策略。这种自我觉察和成长的心态使他在面对困境时更加坚定和自信。他不再害怕困难和挫折,而是勇敢地迎接它们,将它们视为自己成长的机会。

在这个过程中,乔先生还学会了调整自己的心态。他明白,心态决定一切。一个积极的心态可以让我们看到生活中的美好和希望,而一个消极的心态只会让我们陷入无尽的痛苦和绝望。因此,他努力保持一个乐观、向上的心态,让自己的心灵得到滋养和升华。

乔先生与抑郁同行的道路并不是一帆风顺的,但他始终坚信自己能够走出困境,迎接更美好的未来。

亲历者经验

乔先生曾深陷抑郁的泥潭,那段时光对他来说如同漫长的黑夜。每当回想起那段经历,他心中充满了感慨。对于外界的支持与帮助,他深刻地意识到,有时候,人们所期待的并非物质的满足,而是那份不离不弃的陪伴。乔先生很感激那些在他低谷时期默默守护在他身边的人。他们或许没有说什么,但那份陪伴已经足够给予他力量。每当他感到孤独和迷茫时,只要想到他们的存在,他就能重新找回方向。

同时,阅读也成了他走出困境的重要途径。当他陷入沉思时,书中的文字仿佛能与他对话,为他指点迷津。一本《小王子》虽然未完全翻阅,但其中的智慧与哲理已经深深地烙印在他的心中。书中的故事告诉他,即使生活再艰难,也要保持内心的纯净与善良。

他的经历也让他更加珍惜那些与他有相似境遇的人。他们之间的共鸣与理解,成为他前行路上的宝贵财富。他们互相鼓励、支持,一同面对生活中的种种挑战。

此外,乔先生的爱人作为医生的专业素养和对他的理解,也让他深感庆幸。他清楚地知道,在生活中,有一个能够真正理解自己、支持自己的人是多么重要。而他也从爱人的身上学到了:面对困难时,要勇敢地去寻求帮助,而不是独自承受。

乔先生的经历不仅让他更加坚强、成熟,也让他更加珍惜身边的每一个人。他深知,人生中的每一次经历都是一笔宝贵的财富,而正是这些经历,让他成为更好的自己。他也希望,他的故事能够给更多的人带来启示,让他们在面对困境时,能够勇敢地寻求帮助,找到属于自己的"解药"。

 专家点评 ....

抑郁症是日常生活中最常见的精神障碍。该案例中主人公为中年男性,已婚,在生活事件的影响下突然起病。主要表现为情绪低落、兴趣减退、精力下降,对前途的无望感同时存在快感缺失,即使是曾经喜爱的事件也无法从中获得乐趣。病程持续时间超过6个月,社会功能显著受损。抑郁症的病人多因自我体验差、睡眠障碍或伴随躯体不适等主诉主动前往医院就诊。抑郁症的病人因消极悲观的情绪及自责自罪萌发绝望的念头而会诱发自伤及自杀行为。这类病人的自杀

逆境中的自我救赎

行为往往计划周密,难以防范,因此消极自杀是抑郁症中最为严重、也是最为危险的症状。

在临床工作中,应对有自杀史及自杀观念的人保持高度警惕,做好对病人亲属的宣教及告知工作,加强看护,如有意外及时就医。抑郁症作为一种高复发率、高致残率的疾病,除心理治疗外,药物治疗也是常见的治疗手段。对于心理治疗效果欠佳、社会功能受损严重及存在消极观念的人,抗抑郁药物的使用显得尤为必要。药物的选择及治疗方案旨在由专业精神科医生对不同的病人进行个体化指导,以减轻疾病症状、最大可能降低疾病复发率。对于抑郁症的治疗要达到三个目标:首先是提高临床治愈率,最大限度减少病残率及自杀率,减少复发的风险;其次是提高生活质量,恢复社会功能,达到稳定及真正意义上的痊愈,而非症状的消失;最后是预防复发,做好精神康复,提高对疾病的认识。向抑郁症患者及家属讲述疾病相关知识,以协助其更有效地认识疾病、了解疾病,包括病因、诊断、治疗、预后、复发的早期识别、预防复发的措施及药物治疗的基本知识。抑郁症和其他慢性疾病一样,都是各种原因导致机体处在一种不健康的状态,通过适当的治疗,都可以恢复健康,这样讲可以减少病耻感。鼓励患者正确认识自我,表达对疾病的感受和认识,释放内心的抑郁和痛苦。也可和有共同体验和经历的其他人组成小组,对疾病中常见的问题进行讨论。

概括而言,对于抑郁症的病人及家属最重要的还是早发现,早诊断,早治疗,减少复发。

（朱云程,副主任医师）

逃跑与追逐的游戏

亲历者简介

性　　别：女

出生年份：2008 年

身　　份：学生

婚姻状况：未婚

病　　程：1 年

确诊年份：2024 年

访谈日期：2024 年 7 月 4 日

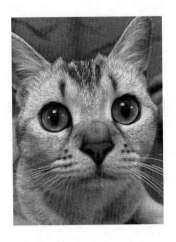

（已老实，求放过。）

导读：

　　"家人对我来说不是一个特别好的词"，星星坚定地说出了这样的判断。妈妈和外公、外婆高高在上的控制，让她透不过气，她意识到自己需要空间，渴望掌握自己的命运。她在不断尝试中找寻到了一些方法，试图逃出原先的牢笼，而妈妈仍在追逐，仍在试图更换牢笼的样貌，她似乎还没有能够接受女儿的变化与成长。逃跑与追逐的游戏，何时能完结、何方又能胜出，或许，能有其他更美好的结局吗？

沟通是一件令人尴尬的事情

　　在访谈初期，星星大多时候会用"都可以""还好，没有什么"对我提出的问题作出回应，她似乎对周边的一切都不是很在意，不在意别人做了什么事情或是说了什么话，不在意家里发生了什么变化，也从不发表任何想法。

"感觉就是话少一点，不容易出错。"

"讲多了容易说错，那说错了会有什么样的后果呢？"

"感觉顶多会被说两句吧。但是不知道为什么，我感觉被说两句就是一件比较尴尬的事情，然后这种尴尬的事情，我不知道为什么，每天晚上都会在想，哪怕很困了想睡觉的时候，也会突然冒出来这么一件尴尬的事情。"

星星的表达欲是随着年龄增长越变越低的。小时候她和别的小朋友一样活泼开朗，看见了自己喜欢的玩具会大方地表达需求。大概从二三年级开始，星星逐渐冒出了"算了吧，就这样吧"的念头，她隐藏自己的情感和需求，抗拒沟通，变得沉默寡言。当妈妈开始发脾气教训她的时候，她会默默观察周边环境，找到一个能坐的地方，或者角落，做着自己的事情，安静地等妈妈讲完再走。"我也没听过她念叨什么，但我要是走了，她肯定会发火，然后讲更久。"

据妈妈和小姨回忆，每当星星小时候和他们分享事情或者表达想法的时候，他们总会习惯性地找各种角度反驳，直到星星不吭声为止。渐渐地，星星觉得反正自己说什么别人都有理由反驳，于是选择沉默，不想表达内心的想法，甚至有时候可能想表达，也不知道如何开口了。

和妈妈要生活费的时候，即使两人面对面坐着，她仍旧选择微信上发送一个比较可爱的表情包，并且不会加上任何文字。"直接说明用意不太好。而且可能会被拒绝。就是，会显得我这个人不太好、不懂事，老是要钱。所以退而求其次，通过微信的方式还不打字，专门发表情包，你自己去理解我是什么意思，这种方式可能更婉转一点。"

每次点外卖同样如此。星星在房间里默默观察家里有谁，默默填上小姨或者妈妈的电话,等听见开门声了自己再走出去坐在桌边。小姨或者妈妈也已经形成习惯,安静地把外卖放在星星手边就去做自己的事情。星星吃完饭和药,陪家里的小猫们玩几分钟,洗漱完就又不吭声地回屋了。

星星原本还乐意和小姨多聊聊天,但近期也开始减少了,也许是适应了默契式生活,也许是觉得沟通没有了那么大价值,找到了更适合自己的替代方式。

自伤行为的出现

我注意到她手臂上隐约露出的瘢痕,指了指,"能和我说说这个吗?"

"这个吗?"她把袖子翻上去了一点,"就那样吧,没什么。"

去年秋季的开学考,星星成绩在年级里下滑了几十名,没有以前那么拔尖了。妈妈为此十分焦虑,便提出国庆假期每天正常早起的想法。有一天八点喊起床的时候星星很困,一直没起,妈妈一下子被激怒,认为星星不理解自己用心,认为她拒绝起床是沉迷于电子产品所致,于是拿走所有电子产品后便出门了。"晚上回来后我就把手机还给她了,好像还和她说了很多我的想法,比如说我认为作息正常就不会影响学习成绩什么的。"妈妈说。

也正是这个假期,期中考试的成绩出来了。星星迫切地打电话向老师询问结果,但似乎并不那么理想,她一时间无法接受这个成绩,大哭了一场,"突然感觉手好痒,想划两下。那天一共划了十多刀,都不深,只是表皮破了。"星星的语气十分平静。

"最开始划的时候什么感觉?"

"一刀两刀没什么感觉,划了十多刀之后好像就不痒了,没再划下去。"

"划完觉得舒服一点了吗?"

"一点点吧,还是很难受,就直接去睡觉了。但划手是会上瘾的,之后的每一天都想要。"

那天,星星没有告诉任何人,选择了沉默。"我不是一个容易被安慰到的人。划手这事情没那么严重,感觉说不说都行,反正怎么样都能过下去,我也不喜欢别人太关心我。"

国庆之后,星星的状态好像一直很糟糕,每天很早很早起床,又特别晚才睡,一直捧着书坐着,但每次成绩都提不上去,曾经的"优秀、自律的别人家孩子"好像一下子不见了。

后来在朋友的劝说下,她还是简单告诉了小姨。出于关心,小姨立即转告了星星妈妈。妈妈观察着星星的变化,很是焦虑。"她以前又听话成绩又好,很乖的,我总说我像是中了个大奖。学习上我从没给她定过什么目标,只是考试成绩出来的时候通常会多问几句罢了,比如'怎么没考好''是不是又粗心了'之类的,我真的只是一种正常的关心,现在想想或许当时在她听来会觉得我只在乎她的成绩吧。"

家人对我来说不是一个特别好的词

"可惜小姨是我的家人。"在谈及家人时,星星突然说出了这样一句话。这样的表述让我感到些许意外。

她解释道,"觉醒之后我突然意识到家人其实对我来说不是一个特别好的词。我妈妈、外公、外婆,除了我小姨之外的家里人,他们都只是我的家人。小姨是我的朋友,但如果我们之间没有家人这层关系的话,或许会成为更好的朋友,能分享小秘密的那种。"

"所以家在别人看来或许是个港湾,但是在你看来,它某种程度上束缚了你吗?"

"是的。"

"是因为你从一出生开始就要和他们一起生活,长的话可能会有几十年,但是在这之前我们根本不认识。而且你一出生就要承受他们沉重的情感,小姨如果不是你的家人,就不用给你这份爱了,对吗?"

"嗯,这爱太沉重了,我不能接受。"

"妈妈呢,之前管你的那会儿你什么感觉?"

"差不多是那种看见楼想跳、看见树想吊的程度。是真的,每天都在想。"

这样沉重的爱逐渐让星星觉得窒息,当不适感与恨意积累到一定程度便会爆发。星星和妈妈相处方式的巨大转变是在今年过年前,"那会儿突然想到自己前面十几年在她手下过得也不是很好,就觉醒了,决定和妈妈决裂。就觉得,她也不是什么特别好的人,我不可以替过去的自己原谅她。"

"所以你会有点恨她吗?"

"对,但说不清恨什么,很复杂。"

"说一两点就可以。"

"比如说她会在生活习惯上控制我,管得特别多,还有我不喜欢她说话的方式,以前特别大声。还有我总感觉她没把我当一个独立的人看待,感觉我只是她的小孩,不是我自己。"

"所以你是说,前十几年的星星更像是一件属于妈妈的物品,没有办法做自己,这对你伤害特别大,所以你会恨她,并选择现在这种决裂的方式吗?"

"是的。其实我一直想这么做,但那一刻突然觉得我真的可以这么做了。我都过得那么不好了,为什么还要去讨好她呢?"

"当时是发生了什么事情吗?"

"那会儿我休学几个月了,她有一段时间天天让我去上学,不上学就不给我手机和零花钱,还动不动就说你都没去上学了怎么怎么样,很烦。后来我发现不讨好她也没什么,我照样可以拿到手机和零花钱,就彻底决裂了。"

"现在感觉怎么样?"

"很爽。我终于自由了。"

星星主动与妈妈断了联系,妈妈也开始意识到问题,生活方式和性格都出现了巨大的转变。她开始吃素、每周参加读书会,作息变得规律,也慢慢学着自己下厨,她说话不再大声,也不再雷厉风行了,甚至有些时候还在刻意压抑自己情绪的波动。她对于自己的生活方式作出了这样的评价,"以前的生活方式是不文明的,现在感觉就是一种比较文明的生活方式。"在小姨看来,姐姐似乎不像以前那样"有血有肉"了,而星星则用"装"去评价妈妈这样的转变。妈妈试图改变自己的一切,不断学习从而纠正以前的错误,给女儿树立一个好榜样,在潜移默化中影响女儿转变成长。但似乎星星并没有接收到这样的信号,也不打算模仿学习妈妈的生活方式。

在星星眼中,外公、外婆和妈妈是高度相似的,都高高在上,都会在方方面面控制着自己,所以为了实现自己的目的,她选择了演戏——假装害怕、怯懦。

"这招很管用,这样他们就会少说一点了。"

"为什么会选择在妈妈和外公、外婆面前有不同的应对形式呢?"

"因为他们还是不一样的,外公、外婆有点小钱,还是需要尊重一下的,没准什么时候能分到遗产呢。妈妈的东西不用讨好也能拿到。"

"这想法是什么时候出现的?"

"从小。之前十几年我还在被他们控制的时候,就开始装成很乖很乖的小孩了。"

"所以你是觉得外公、外婆的爱会分给很多人,而妈妈的只会给你,所以你接受了这份独一无二的爱,只是希望换个方式,对吗?"

"其实也不想接受这份爱。如果没有血缘关系就好了。"

关于爱,星星不知道爱应该是什么样子,但很确信自己和妈妈都没有获得过各自期待的爱。她觉得自己不会爱人,也没有爱人的能力,爱对于自己似乎是一种可有可无、无法抓住的存在。

大家都说爸爸是个烂人

星星对爸爸十分陌生,只在小学一年级到四年级短暂和爸爸住在一起,并且爸爸与她交集极少,几乎碰不上面。妈妈对父女二人相关的回忆只有一年级时女儿受了欺负,她和爸爸一同去学校处理事情的画面。

和星星聊起爸爸,她却一下子说出了很多负面的形容词:很 low（低级）、油腻、很胖、丑陋、抠、不负责任、渣男,等等。

"可以举些例子吗?"

"我们两人晚上去吃饭,走的时候他居然亲了一下我的头,太恶心了,真是恶毒。"

"我之前找他要钱他都不给,所以我就把他拉黑了。他根本没有理由不给。他这么多年都不在这里,而且从来没有给过抚养费,他必须给我钱。"

"和人家结了婚还不养小孩,就是非常渣。"

"星星你刚刚列举了爸爸的三个缺点,你觉得爸爸有什么优点吗?"

"没有。"她很坚定。

"星星对于爸爸的评价,更多的是因为我们跟爸爸接触获得的评价，还是说会从身边的人获得一些对他的评价，然后变成自己的评价，又或者是两者都有？"

"两者都有吧。"

"身边人对他的评价是什么样的呢？"

"就说是一个比较烂的人。外公、外婆说他是畜生什么的。"

"他们是经常这么说，还是当时发生了什么事情才说的？"

"平时有时候会这么说，从我很小的时候就这么说了。"

"小时候你听了这种评价什么感觉？"

"没什么感受，他们这样说肯定有他们的理由。"

"有想过求证吗？"

"没必要，他就是那样的人，而且我跟他也不熟。"

星星对爸爸的印象似乎更多来源于身边的长辈和邻里，在接受外界这些评价以前，她对爸爸的印象几乎是空白的，或许是出于信任，她接受了外界的评价，并不再去亲自求证。对爸爸糟糕的第一印象就此牢牢扎根。

装疯卖傻是一个很机智的做法

"我们好多人一起被安排出游，结果到了那儿才发现是一个非常恶毒的组织。他们把手机全部收走，切断一切联系，让我们接受原始人的作息，扼杀我们现代的思想，一开始当然会有人选择反抗，但无一例外遭受了酷刑，而那些顺应制度的人们后来都变成了猴子。再后来我们遇见了好几年前就来此地的人们，他们由于一直被影响已然变成了猪。意识到我们平常吃的那些猪居然都是人变的，而自己之后可能也会变成被人吃掉的那头猪后，突然觉得好恐怖。还好我前期一直在那里装疯卖傻，没有受到什么影响。不过，这些恶毒的人里面也有一个稍微好心一点的人,我天天去求他放我走,可能是坚持,也可能是他看我实在没有当猴子的天赋,大概两、三天后他终于给我开了门,我逃跑了,是所有人中唯一一个成功逃跑的。"

在一次访谈前,星星兴奋地给我讲述着前一晚的梦境。她描述得十分生动,一下把我带入了那个恐怖的场景中。"那你是怎么看待那些反抗的同学呢?""他们很勇敢,但也很傻,要是都像我一样装疯卖傻才聪明。"梦境往往与生活经验有一定关系,我便询问她生活中是否有过反抗或者装疯卖傻的经历。

"反抗倒是没有,但装疯卖傻挺多的。"

"可以举个例子吗?"

"学校里老师上课点名回答问题,如果我们回答错的话会被打手心,很吓人的。所以每次叫我起来的时候我都会装结巴,假装自己是一个特别腼腆的人,一开口就紧张那种,我一般在那儿结巴半天之后才说出问题答案,后来老师就不点我了,觉得我太浪费他时间。"在她看来,"装疯卖傻"可以帮助她得到想要的结果。

"和朋友间有过吗?"

"有啊,我之前说过我们四个人经常一起玩嘛,最开始认识的时候我会给自己一个人设,假装自己什么都不懂很天真,但其实我都懂啦,他们信了,有时候聊天还会刻意避开我。虽然说没什么用吧,但还是挺好玩的。"星星从"装疯卖傻"中获得了对自己、对他人的一丝掌控感,她有些喜欢这样的体验。

"跟家里人呢?"

"当然,很多时候感觉太尴尬了就会装疯卖傻。我还是很聪明的。"她有些小得意。

"从什么时候开始觉得自己装疯卖傻可以获益?有什么契机吗?"

"小学,但想不起来具体是什么事情了,太久远了。"

"你觉得以后还会在生活中用这个小技巧吗?"

"当然。这个方法非常好用,它能让我逃避掉很多不想做的事情。"

面对无力改变的种种局面,她似乎找到了不错的解决办法,给自己创造出了一个小小的安全空间。这空间足够坚实吗,能提供多久的庇护呢? 不知道,希望久一点吧,久到星星有力量抵挡外界的种种压力,久到星星找到更为有效的应对方式吧。

懒惰、遗忘和幻想

以前看见楼就想跳的星星现在似乎已经平和了许多。

"最严重的是在什么时候?"

"过年前吧。时不时就会想到。"

"过年后会少一点是吗,还有想过吗?"

她默默地点了点头。

"那你有站到窗户旁边或者是站到楼顶过吗,有做过类似的事情吗?"

"没有,太难了。"

"你印象当中最冲动的一次是哪一次?"

"好像没有,因为真的太懒了,冲动不起来。"

星星经常会用"懒惰"描述自己现在的感受和解释自己的行为,懒得出门吃饭、懒得社交,又或者是已经懒得自伤了。或许这种懒惰无形中拉了她一把,给了她更多的时间和精力去寻找更好的解决办法。

"你那时候怎么想的,是觉得跳下去就不用痛苦了,还是会想些别的?"

"说实话,我不太记得了。我经常过得很痛苦,不过大多数痛苦感觉都会被忘掉，但是时不时地又会回来。"星星耸耸肩，似乎有些习惯了这样的体验。

"有没有想过把妈妈从你的房间推出去，让她不要进来吗？"

她立即摇了摇头，"从来没想过，因为一直都做不到。感觉心里想的是，你进来就进来，我也不愿管你什么，多一事不如少一事。"

对于妈妈提及的几次母女冲突，星星似乎毫无印象，她努力回忆，但失败了。"好像真的不记得了。"她忘记了大部分令自己痛苦的时刻，尽可能留下了那些还算能够应付得过来的记忆。

"你之前提到妈妈和外公、外婆的爱让你不舒服，那你在家里体验过舒服的感觉吗？"

"从来没有。奇怪的是，我经常会幻想自己活得非常舒服自在，幻想自己跟别人出去玩什么的。以至于有时候真的分不清我是不是有过这样的经历，是不是真的过得很好过。"

星星记得自己刚进小学那会儿十分腼腆，一直没能交到什么朋友，但有一个小女孩会陪着她。她和星星是同一个幼儿园的，之前也仅仅是眼熟，没有过多交流。一年级那会儿两人关系很好，课间经常跑去操场做游戏，大概过了十多天，小女孩就突然消失了。星星跑去问过老师问过同学，但所有人给出的回答都是不存在这么一个人。她又急得翻出幼儿园的毕业照，结果依旧令她失望，她找不到这个朋友，无论是名字还是照片，她都一无所获。

她很困惑，自己是不是真的有过这个朋友，有过这样短暂的愉快的校园生活，似乎现实告诉她一切只是幻想，但她又不愿意相信。十年来她仍在试图寻找到蛛丝马迹，来证实当年的快乐时光真实存在。

或许，存在即合理，美好的幻想能够让自己当下的心情更加愉悦，从而更好地面对糟糕的生活，有时候可能只是当下的最优解。

专家点评

　　在中国的传统文化里,家常被比喻为心灵的港湾,母亲也常被描述为慈祥和温暖的形象。此案例中,抑郁少年星星却认为"家人对我来说不是一个特别好的词",母亲是一个可有可无,甚至"对我可以不爱"的人。缘何在单亲母亲含辛茹苦养育女儿十余载后,未见母女相互扶持、相依为命之"合理"剧本,却迎来了母女交恶的结局? 系统式家庭理论似乎能给予我们一定的启示。

　　母女间纠缠的人际关系犹如一团"糨糊",失去了应有的边界。在经历了"失败"的婚姻后,母亲需要重振旗鼓,"向前看"人生才有未来——呕心沥血地将女儿培养成人,便成了她人生下半场合理甚至是唯一的期待。不负母望、乖巧懂事的星星在罹患抑郁之前,成为"别人家的孩子",这是她能够给予母亲最好的礼物。

　　一次考试的失利,让星星的情绪陷入谷底,她没有等来母亲的贴心安慰,而是失望后声嘶力竭的"咆哮",这让年少的星星看清了母亲"唯利(成绩)是图"背后爱孩子的底层驱动力。面对"失控"的人生,她努力找回掌控感,彼时于她而言唯一能控制的便是自己的身体,当用美工刀在细腻娇嫩的胳膊上划下一刀又一刀的时候,她备感疼痛,却如同"吸了毒一样,每天都想要",医学上称这类现象为"非自杀性自伤"(non-suicidal self-injury, NSSI),指对身体造成直接、重复性的伤害,但没有自杀意图,包括切割、燃烧、击打等多种形式,是威胁青少年健康的常见行为。据报道,NSSI 在青少年中的流行率为 17.2%,在年轻人中为 13.4%,在成年人中为 5.5%。

　　经历了不被母亲接纳的星星,如同血脉觉醒般地意识到掌控自己、做自己,于此后的人生是何等的重要——拒绝上学、拒绝和母亲一

逃跑与追逐的游戏

起吃饭、拒绝和母亲沟通,她选择了关起自己房门的同时,也关上了心门。抑郁,在此刻看起来是那么合理。星星的母亲做错了什么?难道爱自己的孩子,希望她成绩好也是一种错?诚然不错,爱子心切、望女成凤,何错之有?但不得不说,中国多数家庭的父母如同星星母亲一样,在扮演着"我用我的方式来爱你",但这份爱于子女而言,太过沉重。好在星星的母亲,通过自学心理学知识,从理解自己开始,到后来学会了理解孩子。而她自我理解的过程,我想便是她自我关爱的过程。用我从事20余年精神卫生工作的切身经历,与星星妈妈类似的家长共勉:先爱自己,然后才能爱他人。愿所有的人都能做自己、爱自己。

(徐韦云,副主任医师)

附录:《听见抑郁的声音》访谈提纲

一、人口学基础信息收集

1. 年龄

2. 婚姻状况

3. 工作

4. 通过什么途径知道这个信息的?

5. 加入这个项目的原因、目的?

二、诊断前的人生和故事

1. 是什么让你得上了抑郁症?（个体归因,疾病的主体自我言说）

2. 从什么时候开始意识到自己可能情绪有些不对? 转折点是什么?（重点探讨,科普抑郁症的发病原因）

3. 是否有具体的诱导因素? 详细描述症状、细节,具体到季节、天气、地点、人物等?

4. 请详细描述疾病发作的症状?（重点探讨,心境描述的细节非常重要,这里科普抑郁症的症状）

5. 是否有自杀的想法和行动?（详细描述）

6. 诊断前心理是否有斗争? 斗争的原因是什么? 或者有一定的预期?

三、诊断中的故事

1. 疾病是何时被诊断的?

2. 详细描述诊断当天的场景,如何到达医院? 候诊的场景与心境? 走进诊室跟医生的互动场景与心境?

3. 诊断后的心境? 是否有震惊? 哭泣? 愤怒? 解脱?(详细描述)

4. 如果有陪同人员,家人的反应是什么?

四、诊断后的故事

1. 选择将疾病告诉家人吗?

2. 选择告诉同事吗? 他们知道你生病了后,对你有异样的眼光吗?(重点探讨,病耻感)

3. 详细描述疾病的治疗过程、对疾病的治疗效果满意吗?(重点探讨,治疗过程)

4. 治疗的过程痛苦吗? 最痛苦的部分是什么?

5. 有过复发吗? 谈谈复发的经历和教训?(重点探讨)

6. 帮助你康复最重要的人和因素,你认为是什么?(重点探讨,科普抑郁症的治疗)

五、抑郁的影响和思考

1. 最后,再问一次,你认为抑郁症为什么找上了你? 有给自己一个合理的解释吗?

2. 今后的人生你想怎么过?

3. 抑郁症给你人生最大的启示是什么?(重点探讨,这里正向解读抑郁的正功能)

4. 想对徘徊在抑郁症边缘的那些人说些什么?

5. 针对抑郁症的家人、朋友,你想说些什么?

6. 针对社会大众,你想说些什么?

后　记

　　历时一年半，在团队成员的不懈努力下，《听见抑郁的声音》终于付梓成书。在这个过程中，我们不仅记录了一段段感人至深的个人历程，也见证了书中主人公在面对挑战时的坚韧和勇气。在本书的最后，我们想要表达的不仅仅是对团队成员的感谢，更是对参与访谈的抑郁症亲历者和读者的敬意。

　　我们要向参与访谈的 20 位抑郁症亲历者致以最深的敬意。你们的勇气和奉献不仅为本书提供了宝贵的第一手资料，更为所有读者提供了理解和共鸣的窗口。你们为读者传递了希望，是这本书的力量源泉。

　　我们也感谢所有支持和帮助这本书出版的访谈编辑团队、医学专家以及每一位默默付出的人。正是你们的辛勤工作和专业精神，让这本书从构想变为现实，让这些宝贵的声音被公众听见。

　　此外，我们还要感谢每一位读者。你们的关注和阅读，让这些故事得以传播。我们希望本书能够让你们在阅读中找到共鸣，甚至在某些时刻，感受到一丝温暖和安慰。

　　在本书的创作过程中，我们深刻地感受到，抑郁症是一个需要全社会共同关注和努力的议题。我们希望通过本书，能够激发更多关于抑郁症的对话和思考,促进公众对抑郁症的理解和支持,推动构建一个对心理疾病更加包容、理解和支持的环境。

编者

2024 年 7 月